W0268752

DIE BEHANDLUNG DER KNOCHENBRÜCHE MIT EINFACHEN MITTELN

VON

PROFESSOR Dr. CARL EWALD

WIEN

MIT 38 TEXTABBILDUNGEN

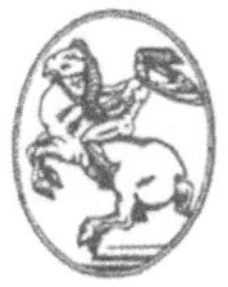

Springer-Verlag Wien GmbH

1928

ISBN 978-3-662-42703-3   ISBN 978-3-662-42980-8 (eBook)
DOI 10.1007/978-3-662-42980-8

Vorwort.

Von den Herausgebern der „Bücher der Ärztlichen Praxis"
wurde ich aufgefordert, jene Behandlungsverfahren für Knochenbrüche und Verrenkungen möglichst kurz darzustellen, die der
Arzt und namentlich der Landarzt ohne besondere Behelfe ausführen kann und die ihm öfters vorkommen. Es sollte aber ein
Buch geschaffen werden, das in Anbetracht der wirtschaftlichen
Verhältnisse zu niedrigem Preise abgegeben werden kann und
doch das praktisch Wichtigste enthält. Dieses Buch kann somit
nicht ein Lehrbuch der Chirurgie oder ein Lehrbuch der Knochenbrüche ersetzen, es soll auch kein Kompendium sein, aber es soll
dem praktischen Arzte ein Wegweiser sein und soll ihm die
Grenzen seiner wegen der kleinen Mittel beschränkten Leistungs-
fähigkeit abstecken; es soll ihm sagen, wie er sich zu verhalten
hat, wenn er sich in der Zwangslage befindet, einen Verletzten
mit seinen kleinen Mitteln behandeln zu müssen, obwohl er weiß,
daß man mit größeren Mitteln mehr erreichen könnte.

Der beschränkte Raum gebot es, in der Auswahl der Verfahren streng vorzugehen und nur Erprobtes zu bringen. Hoffent-
lich gelingt es dem Verfasser und den Herausgebern, den Wün-
schen jener Ärzte gerecht zu werden, für die dieses Buch bestimmt
ist. Anregungen aus diesen Ärztekreisen werden gern entgegen-
genommen werden.

W i e n, im Juli 1928.

Dr. Carl Ewald.

Inhaltsverzeichnis.

Brüche des Schädels.

Ist das S c h ä d e l d a c h eingedrückt, so operiert man heute gewöhnlich, auch wenn keine Hautwunde besteht, weil die Gefahr des Eingriffes klein, die nachträgliche Störung der Hirnfunktion aber groß ist. Sind die Umstände für die Ausführung einer Operation nicht günstig, so läßt sich eine zuwartende Behandlung rechtfertigen; denn auch tiefe Impressionen werden häufig überraschend gut ertragen. Immerhin ist dieses Verfahren nicht empfehlenswert, denn die Gefahr einer nachfolgenden Epilepsie darf nicht unterschätzt werden.

O f f e n e S c h ä d e l b r ü c h e sollen wegen der Infektionsgefahr alsbald operiert werden. Der praktische Arzt unterlasse es aber nicht, auch wenn der Transport in ein Spital in Aussicht steht, die Wunde zu reinigen, denn die Infektion schreitet schon innerhalb von Stunden soweit vor, daß sie nicht mehr beherrscht werden kann. Die Wundtoilette geschieht so, daß die Haare rundum mit der Schere kurz geschnitten oder trocken rasiert werden; trocken, denn eine Waschung verbreitet den Schmutz. Hierauf hebt man die Wundränder mit Hakenpinzetten oder spitzen Haken auf und räumt Haare, Steinchen, Pferdemist, die tief in den Wundspalten stecken, mit einer Pinzette aus. Zerfetzte oder mit Erde imprägnierte Gewebe schneidet man aus, schneidet auch da und dort ein, wenn es nötig sein sollte, um die äußersten Schlupfwinkel, in die der Schmutz gelangt ist, bloßzulegen. Lose Knochenstücke entferne man nur, wenn sie klein sind. Kann man ihre Grenzen nicht übersehen, dann lasse man sie jedenfalls zurück, sonst entsteht unerwartet eine allzugroße Lücke. Die Beseitigung kleiner Knochenstücke ermöglicht es, die Reinigung fortzusetzen. Man findet zwischen dura mater und Schädeldach noch Fremdkörper und zögere nicht, alles daran zu setzen bis in den letzten Schlupfwinkel zu geraten. Ist die harte Hirnhaut durch den Schädelbruch eröffnet, dann erweitere man diese Lücke, um auch hier Nachschau zu halten.

Gegen den H i r n v o r f a l l kämpfe man mit leichtem Kompressionsverband an. Mitra Hippocratis, darüber gestärkte Binde oder eine Zipfelmütze oder eine Badehaube. Im Sitzen zieht sich der Vorfall eher zurück. Eine etwaige Blutung aus der Nase und dem Ohre ist äußerst selten so heftig, daß man tamponieren müßte. Man betrachte die Tamponade als Verzweiflungsakt und helfe sich lieber auf jede andere Weise, wie beispielsweise Hochlagerung, kalte Umschläge, Gelatineinjektion, Calcium lacticum usw. Unbedingt zu unterlassen sind Spülungen oder Injektionen. Die Hautwunde schließe man mit schütteren Nähten, drainiere höchstens mit einem schmalen Gazestreifen. Nie lasse man Dura oder von Periost entblößten Knochen von Haut unbedeckt. Die Narbe sitzt sonst am Gehirn fest, der Knochen vertrocknet. Im letzteren Falle dauert es viele Wochen, bis sich die vertrocknete Glastafel (Lamina vitrea) abstößt, und es entsteht eine am Knochen festsitzende, sehr verletzbare Narbe.

Steckschüsse erfordern kein aktives Vorgehen.

Streifschüsse aber und noch mehr Segmentalschüsse (mit zwei Öffnungen) sollen immer operiert werden, denn die Splitterung der inneren Glastafel setzt tiefe Hirnwunden und die eingedrungenen Knochensplitter setzen einen dauernden Reiz. Bei einem Streifschusse kann es ungewiß sein, ob die innere Glastafel verletzt ist. Nimmt man mit einigen Meißelschlägen die äußere Glastafel weg, so wird man wahrnehmen, ob die Diploe blutig durchtränkt ist, und dadurch, noch ehe die innere Glastafel abgetragen worden ist, erkennen, ob sie verletzt ist.

Tetanusantitoxin injiziere man bei jedem Schädelbruche sowie bei allen Brüchen, wenn die Wunde mit Erde, Staub, Pferdemist oder faulem Holz verunreinigt ist (10 bis 20 Antitoxineinheiten subkutan unter die Bauchhaut).

Brüche der Gesichtsknochen.

Brüche der Nase.

Vor allem achte man darauf, daß keine Sattelnase entstehe; sie wird nicht selten erst durch Verbände und Umschläge hervorgerufen. Ist die Nase durch Fall oder Schlag eingedrückt worden, so richte man sie so bald und so vollkommen wie möglich auf. Das geschieht mit einer Kornzange oder einem Metallkatheter, die man mit steriler Gaze umwickelt; vom Nasenloche her drängt man die eingedrückte Nase zurecht. Das geht gewöhnlich ohne Narkose. Die Hautwunde staubt man mit Dermatolpulver ein; man vermeide drückende Verbände (zirkuläre Bindentouren, Schleuder, selbst Heftpflaster). Der Verletzte muß aufmerksam gemacht werden, daß die Nase deformierbar ist, daher beim

Reinigen schonend behandelt werden muß, daß sie höchstens seitlich und von beiden Seiten gleichmäßig gedrückt werden darf. Achtung erfordert auch die Schlafstellung. Die Korrektur der Nase muß in den ersten Tagen wiederholt werden, weil die Neigung zu neuerlichem Einsinken oder zu seitlicher Abweichung nicht gleich schwindet. Eine Tamponade wird man nur gezwungenermaßen anwenden. Öfters ist es erforderlich, in ein oder beide Nasenlöcher Drainröhren zu legen, damit nicht Unwegsamkeit eintrete. Das Drain sichert man mit einer kleinen Sicherheitsnadel oder mit einem durchgezogenen Drahte oder Holzstäbchen davor, in die Nase zu gleiten; mit einem Heftpflaster auf der Oberlippe verhütet man das Herausfallen. Die Drainröhren müssen nach einigen Tagen gereinigt und gewechselt werden.

Ist eine größere oder verschmutzte Hautwunde entstanden, so hat man die Wunde entsprechend (Seite 1) zu versorgen, doch hüte man sich, bei Nasenbrüchen Knochensplitter zu entfernen; ihr Ausfall würde schaden; andererseits haben sie bei Nasenverletzungen große Neigung einzuheilen.

Brüche des Oberkiefers.

Sind noch genügend viele gesunde Zähne im Kiefer, dann soll die Zerstörung des natürlichen Zahnbogens jedenfalls behoben werden. Die Korrektur kann wirksam und richtig nur der Zahnarzt besorgen. Er kommt aber auch noch einige Wochen nach der Verletzung zurecht, wenn auch nicht mehr so leicht und vollkommen. Ausgeschlagene Zähne säubert man, räumt die Pulpa aus und setzt sie wieder ein. Meistens ist es nötig, sie an den Nachbarzähnen mit einer Draht- oder Fadenschlinge zu befestigen. Natürlich darf der Verletzte darnach lange Zeit nur mit Flüssigkeiten ernährt werden und nicht beißen.

Brüche des Unterkiefers.

Auch Brüche des Unterkiefers können und sollen nur vom Zahnarzte behandelt werden. Er hat die Mittel und die Fertigkeit, die Zähne mit Schienen zu umfassen, und auf diese Art eine richtige Heilung zu gewährleisten. Fehlen die Zähne im Bereiche des Unterkiefers oder doch im Bereiche des Bruches, dann allerdings wird nichts unternommen, wenn die Verschiebung gering ist; sonst aber werden die beiden Bruchstücke genäht.

Brüche der Wirbelsäule.

Die Frakturen der Wirbelsäule entstehen meistens auf indirektem Wege, hauptsächlich durch Zusammenpressen, so daß die Wirbelsäule übermäßig gebeugt wird, naturgemäß zumeist durch Beugung nach vorn. Weit seltener sind die direkten Brüche durch Stoß in den Rücken, Messerstich und Schuß. Die Frakturen durch Zusammenpressen sind gewöhnlich Brüche der Wirbelkörper, während die direkt entstandenen meistens Dorn-, Querfortsatz und Bogen betreffen. Die Brüche der vorderen Wirbelhälfte unterscheiden sich in vielfacher Weise von denen der hinteren Wirbelhälfte.

Brüche der Wirbelkörper.

Die Frakturen der Wirbelkörper setzen, wenn nicht gerade nur Randpartien heruntergebrochen sind, einen Buckel; denn sowie der Wirbelkörper eingedrückt ist, springt der Dornfortsatz des nächstoberen Wirbels vor.

In der Hals- und Brustwirbelsäule sind die Wirbelkörper klein und dicht, sie brechen mitunter ganz auseinander, die obere Wirbelsäulenhälfte gleitet dann auch vollständig ab, das Rückenmark, das hier das Wirbelloch fast vollständig ausfüllt, wird gequetscht oder zerquetscht. Im Bereiche der Lendenwirbelsäule sind die Wirbelkörper groß und breit, der Knochen schwammig, er gibt der Gewalt nach, läßt sich wie ein Schwamm zusammenpressen. Das Rückenmark hat hier großen Spielraum im Wirbelkanale, es ist schon dünner geworden oder bereits zur Cauda aufgefasert; deshalb sind Frakturen in diesem Bereiche seltener von einer totalen Querschnittsläsion des Rückenmarkes gefolgt.

Stellt sich nach einer Wirbelsäulenverletzung sofort eine Lähmung ein, so wird schon aus diesem Umstande die Diagnose auf Fraktur lauten und meistens richtig sein; denn nur in sehr seltenen Fällen führt eine Distorsion allein zur Quetschung des Rückenmarkes oder zur Blutung (Hämatomyelie). Fehlen nervöse Erscheinungen (Lähmung, Kontraktur, Anästhesie, Parästhesie, ausstrahlende Schmerzen, Incontinentia alvi et urinae, schlaffe Erektion, Pollutionen, Fehlen oder Steigerung der Sehnen- und Muskelreflexe, Kälte oder Wärme der Haut, einseitiges Schwitzen usw.), so wird man zunächst den Rücken abgreifen, und ihn auch gleich besichtigen, wenn es leicht möglich ist. Immer muß man sich vor Augen halten, daß durch unzweckmäßige Haltung und Bewegung das Rückenmark Schaden leiden kann. Vor dieser Gefahr muß man sich besonders in acht nehmen, wenn nervöse Erscheinungen andeuten, daß das Rückenmark gequetscht wurde (Reizerscheinungen). Es wäre fehlerhaft, rücksichtslos vorzugehen, wenn die untere Körperhälfte vollständig gelähmt ist; denn die Annahme, daß da nichts mehr zu verderben sei, ist erst dann berechtigt, wenn die Lähmung in jeder Hinsicht (motorisch, sensorisch, vasomotorisch) vollständig und beiderseits in gleicher Höhe durch mindestens 14 Tage unverändert bestehen bleibt.

Die Sorge um den Transport ist die erste Aufgabe des Arztes. Jede Haltung des Körpers, die zur Steigerung der Kyphose führt, ist bedenklich. Es ist also die im allgemeinen beliebte Art des Hebens, wobei ein Mann zu Häupten, der andere zu Füßen steht und an den Gliedmaßen anhebt, verfehlt. Jedenfalls muß die Bruchstelle vor allem gehoben werden, sei es mit einem durchgezogenen Bande, Riemen oder Handtuch oder, wenn nicht anders, derart, daß rechts und links je ein Mann den offenen Rock des Verletzten faßt und durch gleichmäßiges Aufheben verhindert, daß sich der Rücken nach unten ausbiegt.

Die Lagerung im Bette muß auch auf Verhütung der Kyphose Bedacht nehmen. Ein durchgelegenes Bett muß ausgefüllt, die erhöhte Rückenlage vermieden werden. Der Kopfpolster soll nur bis zum oberen Rande der Schulterblätter herunterreichen. Unter den Buckel lege man, wenn er unbedeutend ist, einen kleinen Federpolster. Sonst aber verwende man einen Durchzug und spanne ihn gehörig. Hiezu nimmt man ein Leintuch, legt es auf einen Meter Breite zusammen und breitet es so in das Bett querüber, daß sein unterer Rand bis über die Glutäalfalte hinabreicht. Durch die herabhängenden Enden des Leintuches zieht man je einen Besenstiel, ein Gasrohr oder ein schmales Brett, von mindestens 120 Zentimeter Länge; es steht nun kopf- und fußwärts um je zehn Zentimeter heraus. Um diese Enden schlingt man je eine starke Rebschnur. Die beiden Rebschnüre spannt man unter dem Bette mit einem Tourniquet. Zweckmäßig ist es, die beiden Stangen an ihren Enden mit je einem Gurte, der eine Schnalle hat, zu verbinden. Auf diesen Durchzug legt man einen wasserundurchlässigen Stoff und darüber ein weiteres Tuch. Dann kann man noch einen Luft- oder Wasserpolster verwenden. Das Bett soll in der Mitte des Zimmers stehen, damit es von beiden Seiten zugängig sei.

Ist der Buckel etwas höheren Grades, so sucht man ihn durch Zug möglichst auszugleichen. Man schiebt an das Kopf- und Fußende des Bettes je einen Kasten und legt über sie ein Gasrohr, einen Pfosten oder ein Brett. Unter der Bruchstelle zieht man nun einen Gurt (Sattelgurt, Leibgurt, handbreit) durch und befestigt an jedem Ende eine starke Schnur. Diese schlingt man nun über die Stange, das rechte Ende nach links hinüber, das andere nach rechts hängend. Nun hängt man je ein vier bis sechs Kilo schweres Gewicht an. Die Schnur muß man der Reibung wegen gut einseifen. Ist die Reibung sehr groß, so steigert man die Gewichte.

Nur selten wird man diese Extension mit einer Längsextension verbinden oder sie durch diese ersetzen. Es ist das dann der Fall, wenn die Fraktur in der Brust- oder Halswirbelsäule sitzt und zur Querschnittsläsion geführt hat.

Wenn der Verletzte gut gelagert ist, handelt es sich nunmehr darum, die P f l e g e r i n zu unterrichten. Ihr Dienst ist mühsam und verantwortungsvoll, er kann nicht von jeder beliebigen Person besorgt werden. Man benötigt ein Uringlas, eine Leibschüssel, Spiritus, Talk oder Puder, ein Thermometer. Ist der Buckel genügend fest (es ist das meistens der Fall), so kann man es wagen, den Verletzten zur Untersuchung und Reinigung auf die Seite zu drehen. Für diesen Augenblick hängt man die Extension aus; sonst soll sie höchstens gemindert (drei Kilo), nie ganz ausgesetzt werden.

Wenige Wochen nach der Verletzung versuchen die Menschen, sich aus der wagrechten Lage aufzurichten und suchen für längere Zeit erhöhte Rückenlage auf. Das ist aber sehr geeignet, den Buckel zu steigern. Da diese Gefahr aber monatelang besteht, kommt es gewöhnlich zu einem Kompromiß. Jedenfalls betone der Arzt immer wieder die Gefahr des Buckels, der nicht nur kosmetisch von Bedeutung ist, wie wir später hören werden. Es läßt sich der Termin, wann die Gefahr aufhört, nicht sicher angeben. Den entstandenen oder gesteigerten Buckel vermag man nicht mehr zu korrigieren. Je tiefer die Bruchstelle sitzt, desto länger ist der Verletzte bedroht. Von Frakturen der Brustwirbelsäule darf man erwarten, daß sie in drei Monaten fest sind, jene der Lendenwirbelsäule benötigen sechs bis zwölf Monate, je nach Alter, Körpergröße und Schwere. (Mit Annähung einer Knochenspange an die Dornfortsätze, das ist die Operation nach Albee, kann man die Zeit abkürzen.) Gewöhnlich setzt man den Verletzten nach ein bis zwei Monaten heraus, schiebt ihm einen Stock quer über den Rücken, zieht ihn vor den Ellbeugen durch und drückt so den Rücken in Lordose ein. Später läßt man ein Mieder machen, das mit Achselbändern für die Reklination sorgt. Ist der Mensch nachts an Seitenlage gewöhnt, dann benötigt man keine Vorsorge; sonst aber soll unter die Bruchstelle eine Schlummerrolle oder der früher beschriebene Extensionszug gelegt werden. Jedenfalls ist erhöhte Rückenlage zu vermeiden.

Werden diese Vorschriften streng eingehalten, so kann man unter normalen Verhältnissen eine Festigung innerhalb eines

Jahres gewärtigen, sonst aber kann es nötig werden, die genannten Vorsichtsmaßregeln bis zu zwei Jahren anzuwenden.

Brüche der Dornfortsätze.

Die Frakturen der D o r n f o r t s ä t z e erfordern meistens nichts anderes als einen Luftpolster, weil die Bruchstelle sehr empfindlich ist. Dauern die Schmerzen länger als vier Wochen, so ist die Exstirpation des abgebrochenen Knochens — eine in Lokalanästhesie ausführbare Operation — am Platze.

Die direkte Fraktur durch Schuß, oder Stoß von hinten, gibt, wenn Lähmung erfolgt ist, die Indikation zur Operation. Die Operation führt gewöhnlich rasch und sicher zur Heilung. Man warte also höchstens zehn Tage. Ist die Lähmung in dieser Zeit nicht wesentlich zurückgegangen, dann lasse man operieren, sonst besteht wenig Hoffnung auf Genesung.

Ist ein W i r b e l b r u c h m i t L ä h m u n g verbunden, so bereitet der Dekubitus und die Sphinkterenlähmung die größten Schwierigkeiten. Bei einem durchgelegenen Bette werden die Fersen ungebührlich belastet. Man unterlege die Waden, oder hänge die Unterschenkel in eine Hängematte, denn Fersendekubitus heilt sehr schwer. Durch Suspension des Körpers in einer Hängevorrichtung, wie wir sie früher (Seite 5) beschrieben, kann man wirksam entlasten und den Dekubitus am Kreuz und an den Gesäßbacken verhüten. Luftpolster sollen immer nur ganz wenig aufgeblasen werden. Besteht vollkommene Lähmung der unteren Körperhälfte, so kontrolliere man den Befund in Zwischenräumen weniger Tage und stelle fest, ob die obere Grenze der Lähmung herabrückt, ob Reizungserscheinungen auftreten, wo früher Lähmung war, ob die Grenzen auf beiden Seiten symmetrisch sind. Merkt man einen Rückgang, so darf man eine Besserung erwarten, die bis zur völligen Genesung fortschreiten kann. In verzweifelten Fällen bringt ab und zu eine Operation noch einen erfreulichen Erfolg. Die größten Schwierigkeiten bereitet die Behandlung der Incontinentia alvi et urinae. Die Harnverhaltung behandelt man zweckmäßig so, daß man mittags katheterisiert und des Abends einen Verweilkatheter einlegt, der des Morgens herausgezogen wird. Mitunter erweist sich die Blase ausdrückbar; doch drücke man nicht zu fest, weil Dekubitus oder Lösung von Venenthromben Gefahr bringen kann; lange läßt sich das Ausdrücken der Blase gewöhnlich überhaupt nicht fortsetzen. Stuhl kann sich infolge von Gefühllosigkeit des Rektums, besonders wenn eine Lähmung der Bauchpresse besteht, dermaßen anschoppen, daß Ileus oder Dekubitus im Darme entsteht. Es ist deshalb nötig, mitunter digital zu untersuchen und gegebenen Falles auch mit dem Finger auszuräumen. Wird die Behandlung zu früh unterbrochen, so kommt es im Laufe von Wochen oder Monaten unter Auftreten oder Steigerung eines Gibbus zu Reizerscheinungen in den unteren Gliedmaßen. Es entsteht in der Höhe des Buckels eine gürtelförmige hyperästhetische Zone, die Kniereflexe werden gesteigert, in den Beinen machen sich Schmerzen und Müdigkeit geltend. Die Behandlung dieses Zustandes erfordert Bettruhe und die oben (Seite 6) beschriebenen Maßnahmen. Es dauert wieder zwei Monate, mitunter aber auch weit länger, bis der Patient mit einem Mieder herumgehen kann; das Mieder soll dann wenigstens ein Jahr lang getragen werden. In besonders langwierigen Fällen kann die Wirbelsäule durch einen Knochenspan versteift werden.

Beckenbrüche.

Der Beckenring bricht meistens im Bereiche der Schambeinäste und des Kreuzbeines.

Brüche im Bereiche der Schambeinäste können leicht übersehen werden, denn der Verletzte klagt gewöhnlich nur über Schmerzen im Beine und kann sich nicht gut im Bette umdrehen. Ist nur ein Schambeinast gebrochen, so sind die Symptome sehr wenig auffallend. Belangvoll sind die Beckenbrüche durch die Komplikationen (Verletzung der Harnröhre, der Blase, des Mastdarms). Ist der Beckenring gesprengt, einfach oder gar doppelt, (Trennung der Symphyse, Bruch beider Schambeinäste oder Kombination mit Brüchen in den Seitenteilen des Kreuzbeines), kam es zum Abbruche der Muskelansätze (Adduktorenansatz, Abriß des Darmbeinkammes), so entstehen der Behandlung schwierigere Aufgaben.

Ist der Beckenring einfach oder gar doppelt gesprengt, so wird der Gebrauch eines oder beider Beine sehr gestört und das Umdrehen im Bette unmöglich sein. Es gilt vor allem, der Diastase an den Bruchstellen möglichst entgegen zu arbeiten. Das gelingt nur durch einen breiten Gurt, den man um das Becken in der Höhe des Kreuzbeines, der Darmbeinkämme und der Symphyse anlegt. Man kann ihn wohl auch mit einer Schnalle schließen, doch ist es zweckmäßiger, Gewichtszug anzuwenden. Man wählt einen Gurt, ähnlich einem Sattelgurt, befestigt an die Enden je eine feste Schnur und schlingt diese über ein Gasrohr, das man ähnlich, wie das bei den Wirbelbrüchen (Seite 5) beschrieben worden ist, ober dem Bette hinzieht. An jede der beiden Schnüre hängt man einen Sack mit Steinen im Gewichte von sechs Kilo.

Der Körper wird nun gleichzeitig entlastet, das Becken zusammengedrückt, der Bauch bleibt frei. Man kann sich auch so helfen, daß man von beiden Seiten je einen Sessel unter das Bett schiebt; das Bett ruht nun auf den Sitzflächen der beiden Sessel und die beiden Schnüre werden über die Sessellehnen gezogen. In diesem Falle wird man die rechte Schnur über die Lehne des linken Sessels ziehen und vice versa.

Die Festigung des Beckenbruches benötigt oft lange Zeit. Selbst wenn nur ein Sprung im Beckenknochen erfolgte, dauert es leicht zwei Monate, bis der Verletzte gehen kann. Ist aber ein Stück aus dem Beckenringe herausgeschlagen, hat sich die gesprengte Symphyse nicht richtig eingestellt und klafft sie, so hängt alles davon ab, wie weit man die Bruchflächen miteinander in Berührung zu bringen vermochte. Diastasen heilen oft gar nicht (besonders in der Symphyse), der Gang bleibt wackelnd und unsicher. Brüche der Schambeinäste heilen sehr langsam und eine Festigung innerhalb eines halben Jahres ist ein befriedigender Verlauf. Demgemäß empfiehlt es sich, die Behandlung je nach den erwähnten Umständen eineinhalb bis drei Monate fortzusetzen. Das Becken soll, wenn es seinen Halt stark eingebüßt hat, zwei bis acht Monate durch einen festen Gurt oder ein Mieder zusammengehalten werden. Ist aus dem Becken der Pfannenteil herausgeschlagen — ein Bruch durch beide Schambeinäste, der zweite durch die Darmbeinschaufel — und hinaufgerückt, so wird man durch Heftpflasterzug an dem zugehörigen Beine das Bruchstück herunterziehen. Das Bein bekommt einen Zugverband wie bei der Oberschenkelfraktur, der Beugegrad im Hüftgelenke muß ausprobiert werden. Den Fußteil des Bettes erhöht man durch einen untergeschobenen Sessel, um einen zureichenden Gegenzug auszuüben.

Abbrüche von Muskelansätzen (aufsteigender Schambeinast, Darmbeinkamm) müssen operiert werden, weil sonst der entstandene Bewegungsausfall bleibt. Je früher das geschieht, umso besser; doch erzielt man mehrere Wochen später immer noch einen besseren Erfolg als durch unblutige Behandlung.

Brüche des Brustbeines und der Rippen.

Brüche des Brustbeines.

Brustbeinbrüche haben selten eine größere Bedeutung. Sie sind mitunter eine Begleiterscheinung von Wirbelsäulenbrüchen. Man suche daher bei Brustbeinbrüchen stets auch nach Brüchen im

Bereiche der Brustwirbelsäule, um sie nicht zu übersehen. Bei Brüchen des Brustbeines hat man nur dann etwas zu unternehmen, wenn die Bruchstelle eine Stufe aufweist. Durch starke Reklination des Rückens und Druck von vorn mit dem Finger versucht man die Einrichtung. Hat sie keinen Halt, so muß man die Reklination (wie das bei den Brüchen der Wirbelsäule beschrieben) fortsetzen. Drei Wochen genügen. Kommt man auf diese Art nicht zum Ziele, so muß man eine Operation in Betracht ziehen oder die Deformität in Kauf nehmen.

Brüche der Rippen.

Rippenbrüche gewinnen gewöhnlich nur Bedeutung, wenn sie zur Verletzung der Lunge oder des offenen Pleuraraumes führen. Sonst werden sie nur bedrohlich, wenn eine oder mehrere Rippen doppelt gebrochen sind, gewissermaßen ein Fenster ausgebrochen ist. Die Hämoptysis, der Hämatothorax, das Hautemphysem, sind Komplikationen, die in Bettruhe gewöhnlich von selbst heilen. Ein Heftpflastergürtel, Narkotica, Analeptica, Cardiaca (diese erst nach Ablauf einiger Tage) sind die Medikamente, die zur Anwendung kommen. Punktion und Aspiration des Hämatothorax wird durch starke Dyspnoe indiziert oder ist dann am Platze, wenn die Resorption innerhalb 14 Tagen keine Fortschritte macht.

Die „Fensterbrüche" des Thorax setzen hochgradige Dyspnoe, weil sich die verletzte Thoraxhälfte an der Atmung nicht beteiligt. Ist das Fenster groß, das Mediastinum nicht durch überstandene Krankheit verdichtet (unbeweglich), so wird auch die Atmung der anderen Brustseite gestört. Man beobachtet sofort den verkehrten Atmungstypus, denn die Lunge wölbt das Fenster vor, wenn sie durch das hinaufgepreßte Zwerchfell und den zusammensinkenden Brustkorb ausgedrückt werden sollte und sinkt im Bereiche des Fensters samt diesem ein, wenn sie sich infolge Inspirationsstellung des Brustkorbes ausdehnen sollte. Dieser Atmungstypus nimmt allmählich ab und hört innerhalb ein bis zwei Wochen auf. In dieser Zeit nehmen die Zirkulationsstörungen in den ersten Tagen zu, es kann sogar eine tödliche Pneumonie eintreten. Atmung unter Überdruck nützt nicht sehr viel, er wird ebenso wie Sauerstoff bald zurückgewiesen. Cardiaca sind das wichtigste. Liegt das Fenster an einer günstigen Stelle, so kann man den Versuch machen, es durch einen aufgesetzten Trichter zu aspirieren.

Brüche des Schultergürtels.
Brüche des Schlüsselbeines.

Die Schlüsselbeinbrüche sind insoferne harmlos, als auch erhebliche Verschiebungen der Bruchstücke keine dauernde Gebrauchseinbuße setzen. Die Reposition der Bruchstücke hat gewöhnlich keine Schwierigkeiten und gelingt, wenn man die beiden Schultern des Verletzten kräftig nach hinten zieht. Eine wirksame Behandlung wäre somit ein Stab, den sich der Verletze mit den beiden Ellenbeugen in den Rücken preßt. Für die nächtliche Ruhezeit hätte man den Stab zu entfernen, der Verletzte müßte Rückenlage einhalten und sich zwischen die Schulterblätter parallel der Wirbelsäule eine Schlummerrolle legen. Die gesunde Schulter wäre mit einem Polster zu unterstützen, die verletzte müßte ihrem Gewichte nach nach unten (das ist dorsal) sinken. Bei der Durchführung dieses Vorschlages wird man allerdings auf Widerstand stoßen, doch ist schon viel erreicht, wenn die Behandlung auch nur zehn Tage fortgesetzt wird. In der Regel wird man doch zum Sayreschen Heftpflasterverbande zurückkehren. Mit einem eineinhalb Meter langen Heftpflasterstreifen, den man um den gebeugten Ellbogen der verletzten Seite schlingt, hebt man den Arm kräftig in die Höhe und kreuzt die freien Enden des Streifens auf der gesunden Schulter unter Spannung. Mit einem zweiten Heftpflasterstreifen, den man in Schraubentour um den Oberarm schlingt,

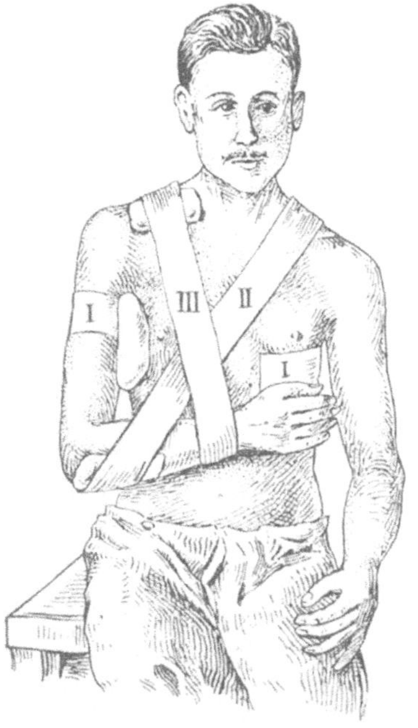

Abbildung 1. I zieht den abgebrochenen Schultergürtel nach hinten, hebelt die Schulter über den Polster lateral. II hebt den abgebrochenen Schultergürtel in die Höhe. III stützt den Vorderarm und drückt das proximale Bruchstück des Schlüsselbeines abwärts*).

*) Diese sowie Abbildung 2 bis 6, 8, 9, 11 bis 18, 20, 21, 25 bis 30, 32, 34 bis 38 sind aus Matti, Die Knochenbrüche und deren Behandlung, Berlin: Julius Springer, 1922, entnommen.

zieht man diesen samt der Schulter kräftig nach rück-
wärts und befestigt sein freies Ende am Thorax. Den dritten
Streifen formt man als Schlinge, legt die Hand der verletzten Seite
hinein und benützt das freie Ende, um damit das in die Höhe stre-
bende proximale Fragment hinunterzudrücken; dazu schiebt man
einen kleinen festen Polster in die mediale Schlüsselbeingrube und
legt den Heftpflasterstreifen darüber. — In sehr widerspenstigen
Fällen kommt die Operation in Betracht, ein einfacher mitunter
selbst ambulatorisch ausführbarer Eingriff.

Die leichten **Infraktionen des Schlüsselbeines**
bei Kindern behandelt man mit einer Mitella. In zwei bis drei
Wochen kann man meistens jeder weiteren Behandlung entraten.

Brüche des Schulterblattes.

Die Schulterblattbrüche heilen meistens ohne jede Behandlung. Nur wenn der Processus coracoideus abgebrochen und
disloziert ist, ist eine Naht notwendig; ist er nicht vollständig
abgebrochen, so wird man den Arm der verletzten Seite in Adduktion fixieren (zirka drei Wochen).

Der seltene Abbruch des Gelenkfortsatzes wird am zweckmäßigsten mit dem Sayreschen Heftpflasterverbande behandelt, den
wir beim Schlüsselbeinbruche beschrieben haben.

Die Brüche des Schulterblattrandes erheischen mitunter eine
Reposition der Fragmente. Diese wird durch unmittelbares Grei-
fen und Drücken herbeigeführt, hat aber nur selten einen dauernden Halt. Meistens hat der Fortbestand einer mäßigen Verschiebung des abgebrochenen Stückes wenig Bedeutung. Man behandelt mit einer Mitella, die man etwa drei Wochen tragen läßt;
man muß aber darauf achtgeben, daß die Schulter vorwiegend
in Abduktion zu halten ist. Während der Nachtruhe verwende
man die Lagerung wie sie bei der pertubercularen Humerusfraktur (Seite 13) beschrieben werden wird.

Brüche des Oberarmes.
Brüche des Oberarmes am oberen Ende.

Der Oberarm bricht am häufigsten in der Gegend der oberen
Epiphysenfuge. Solche Brüche sind sehr leicht zu behandeln, denn
die schwammige Struktur dieses Knochenabschnittes und die Umhüllung dieser Gegend von Muskelansätzen hat zur Folge, daß
die Bruchstücke nicht auseinanderfallen, oft genug sogar zusam-
mengepreßt, gestaucht werden. Die Brüche sind deshalb oft schwer
zu erkennen. Man diagnostiziert aus der Unmöglichkeit den Arm
zu heben, aus der umschriebenen Druckempfindlichkeit (nicht

nur vorn, sondern auch seitlich und hinten), sowie aus dem peripheren Bruchschmerz (Stoß auf den gebeugten Ellbogen in der Humerusachse erzeugt Schmerz an der Bruchstelle). Bleibt die Gebrauchsstörung nach einigen Tagen unverändert und tritt eine Blutunterlaufung in der unteren Oberarmhälfte auf, die vom dritten Tage an zunimmt, so ist an der Diagnose Fraktur nicht mehr zu zweifeln. Man lege jedenfalls keinen Contentivverband an. Er mildert die Schmerzen durchaus nicht, steigert die Unbequemlichkeit, führt zu Kontraktur im Schultergelenke, verzögert die Heilung um viele Wochen. Die Behandlung ist vielmehr lediglich darauf gerichtet, die Adduktionskontraktur zu verhüten. Man sucht deshalb sogar die Mitella zu vermeiden, gibt wegen der Schmerzen in den ersten Tagen wie bei allen Frakturen Morphin oder später Pyramidon und lagert immer so, daß der Arm abduziert ist.

Da der Verletzte die ersten Tage gern im Bette bleibt und jedenfalls aber auch später die Hälfte des Tages im Bette zubringt, so muß man der Lagerung für diese Zeit besondere Aufmerksamkeit schenken. Dazu braucht man einen hohen, festen, viereckigen Polster oder einen kleinen Schemel, denn der Verletzte soll so im Bette liegen, daß der Arm rechtwinkelig abduziert und der Vorderarm aufgerichtet sei. Es muß also der Polster oder der Schemel so in das Bett gelegt werden, daß eine Seite die seitliche Brustwand berührt und die gegenüberstehende sich an die Wand

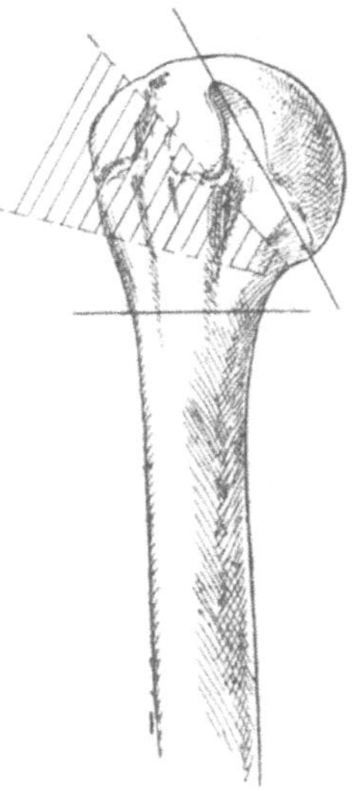

Abbildung 2. Die Fractura supratubercularis entspricht der obersten Linie. — Die Fractura pertubercularis entspricht dem gestrichelten Abschnitte. — Die Fractura subtubercularis entspricht dem unteren Striche.

stemmt, gegen die das Bett gerückt worden ist. Dann ist die dritte Fläche gegen das Fußende des Bettes gerichtet und der vierten legen sich der Oberarm und der rechtwinkelig gebeugte Vorderarm an. Die Hand wird zweckmäßig im Carpus gebeugt und auf die obere Fläche des Schemels oder des Polsters gelegt. Die eine Kante des Schemels muß also genau in die Achselhöhle passen. Es ist somit nötig, daß der Verletzte flach im Bette liege, nur der Kopf darf unterstützt werden. Will der Verletzte das Bett verlassen, so geschieht das mit oder ohne Mitella; beim Sitzen müssen aber beide Arme in Abduktion unterstützt werden (die Mitella fällt da weg). Entweder setzt sich also der Kranke in einen sogenannten Klubfauteuil und legt, wie das gewöhnlich geschieht, die beiden Vorderarme auf die Lehnen oder man behilft sich damit, daß man neben den Sessel zwei andere Sessel mit genügend hohen Lehnen stellt, auf die dann die Arme gelegt werden. Hängt der Arm auch die kurze Zeit während des Stehens und Gehens herunter, so wird er doch während der viel längeren Zeit des Sitzens und Liegens abduziert gehalten und das genügt.

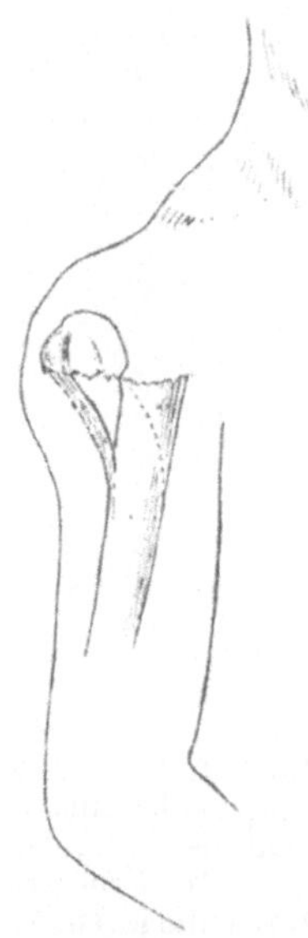

Abbildung 3. Fractura pertubercularis, wie sie vorwiegend bei Jugendlich. als Epiphysenlösung vorkommt. Eine Periostbrücke stellt an der Streckseite noch die Verbindung her.

Die ersten Tage sind recht schmerzhaft; man spare nicht mit Morphin. Nach wenigen Tagen werden Hemd und Rock angezogen. Man zieht zuerst den Ärmel über den gebrochenen Arm und vollendet dann das Anziehen. Umgekehrt zieht man beim Ausziehen zuerst den gesunden und dann den verletzten Arm aus. Wenige Tage später setzt sich der Verletzte schon an den Tisch, indem er beide Ellbogen aufstützt, und beginnt zu schreiben. Fehlt es nicht an Energie und Fleiß, so vermag er nach drei Wochen, sich allein anzuziehen, selbständig zu essen usw. Bei allen diesen Versuchen können nur augenblickliche Schmerzen entstehen; die Bruchstücke können aber nicht auseinanderfallen, denn sie werden durch die umgebenden Bänder, Kapsel- und Muskelansätze und die lange Bicepssehne fest zusammengehalten.

Anders steht die Sache bei Kindern, denn hier erfolgt die Trennung in der Epiphysenfuge und die Diaphyse vermag sich nun in der Tat zu verschieben. Ihr oberes Ende tritt dann nach vorn heraus, es entsteht ein Bild, ähnlich einer Luxatio subcoracoidea. (Diese Art von Luxation kommt aber bei Kindern kaum je vor.) Man wird das Kind von der verletzten Seite her ansehen und alsbald wahrnehmen, daß die Humerusachse nach vorne weist und unter dem Deltamuskel einen vorn ausspringenden Winkel bildet. Man muß, wenn nötig in Narkose, einrichten, indem die eine Hand den Humeruskopf und die andere die Diaphyse nahe der Bruchstelle faßt. Der Arm wird dann in

Adduktion gebracht, bis die Hand auf der Schulter der gesunden Seite liegt und die Stufe verschwunden ist. So befestigt man den Arm mit einem Heftpflasterstreifen. Schon nach wenigen Tagen wird man mit Abduktionsübungen beginnen und beobachten, wie weit sich die Epiphysenfuge bereits gefestigt hat. Sowie dies in zureichendem Maße erfolgt ist, läßt man die Adduktion weg und läßt den Arm schonend gebrauchen.

Ist infolge unzulänglicher Energie in der Beobachtung der vorgeschriebenen Haltungen und Übungen eine A d d u k t i o n s - k o n t r a k t u r eingetreten, so korrigiert man sie folgender- maßen: Der Verletzte faltet die Hände mit verschränkten Fingern, dann beugt er den Kopf, so tief er kann (er kommt den Händen mit dem Kopfe entgegen, nicht umgekehrt), und schiebt so den Kopf zwischen die gefalteten Hände. Diese müssen nun am Kopfe fest haften und werden mit dem Kopfe langsam gehoben. Ge- schieht das langsam und in Etappen, so erreicht man das Ziel in ein bis zwei Tagen; doch muß die Übung 10- bis 20mal im Tage und jedesmal wenigstens zehn Minuten lang gemacht werden. Das heißt: der Verletzte muß mit dem Kopfe samt den Händen den höchsten Stand zu erreichen suchen und an dieser Stelle aus- harren, je länger um so besser. Kann er sich einmal die Hände am Kopf, gerade aufrichten, dann setzt er die Übung im Liegen fort. Er nimmt die beliebte Haltung am Liegestuhl ein und es werden dann die Arme von selbst mit den Ellbogen nach außen sinken. Es kommt zur Elevation die Abduktion. Ist auch das erreicht, so beginnen Übungen im Schwingen. Der Verletzte nimmt eine Flasche und schwingt sie im Kreise. Je rascher er schwingt, um so größer wird der Durchmesser des Kreises. Wird die Flasche durch eingefüllten Sand beschwert, so erhöht man die Fliehkraft.

Brüche der Tubercula.

Abbrüche des Tuberculum majus (was viel häufiger vor- kommt) oder des Tuberculum minus erfordern nur dann eine be- sondere, und zwar operative Behandlung, wenn sie ganz abge- brochen sind; infolgedessen sind das Auswärtsdrehen des Armes (beim Abbruch des Tuberculum majus) und das Einwärtsdrehen (beim Abbruch des Tuberculum minus) — Griff in die Hosen- tasche — unmöglich. Sonst ist die Behandlung so wie sie für die pertuberkulare Fraktur (Seite 13) beschrieben wurde.

Brüche des Oberarmschaftes.

Der Bruch des Oberarmschaftes bereitet, da der Oberarm nur einen Knochen hat und somit jeder Halt nach dem Bruche verloren geht, größere Schwierigkeiten. Dazu kommt das Gewicht des peripheren Bruchendes und die langen Muskel. Die oft mächtigen Weichteile erschweren die Behandlung beträchtlich. Die Schwerkraft unterstützt die Behandlung, da sie bei aufrechter Körperhaltung extendierend wirkt. Die abnorme Beweglichkeit ist gewöhnlich deutlich. Blieb eine Periostbrücke stehen, so kann man immer noch den Knickungswinkel kenntlich machen; man faßt den Arm beim Ellbogen, abduziert ihn, während man dem Verletzten gegenüber sitzt; genügt das noch nicht, so drückt die andere Hand an der schmerzhaften Stelle des Knochens ein und nun kann man die Abknickung deutlich machen. Mitunter gelingt das in vollkommenerem Maße, wenn man sich seitlich vom Verletzten stellt und in gleicher Weise eine Knickung mit einem nach vorne oder auch dorsal offenen Winkel herbeizuführen trachtet. Der Verletzte hat mit seltenen Ausnahmen — eine solche Ausnahme ist die unvollständige Fraktur — das Gefühl, daß „der Arm ab ist“. Er ist kraftlos, er kann nicht gehoben und nicht gebraucht werden. Sowie die Diagnose auf Fraktur gestellt ist, untersuche man sofort, ob eine Radialislähmung besteht, ob die Hand aktiv dorsal flektiert werden kann.

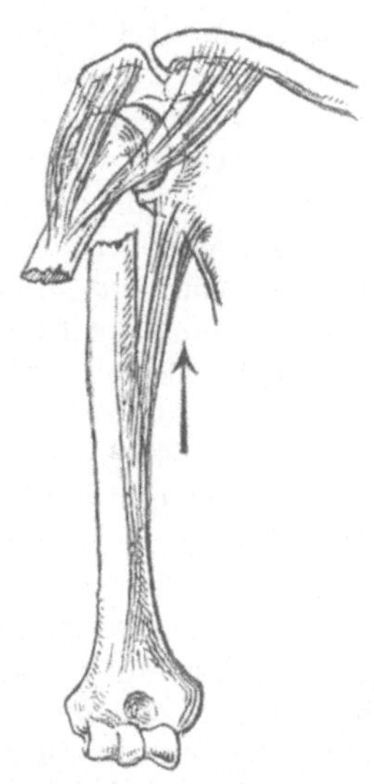

Abbildung 4. Fractura humeri im oberen Drittel. Der Musculus deltoideus und der supraspinatus abduzieren das obere Bruchstück, der Triceps zieht in der Richtung des Pfeiles. Das untere Bruchstück muß in die Richtung des oberen gebracht und distrahiert werden.

Ist der Bruch im oberen Drittel erfolgt, dann wird das obere Bruchstück vom Deltoideus und den Schultermuskeln in Abduktion gebracht. Man ist deshalb genötigt, das untere Bruchstück in die geradlinige Fortsetzung zu bringen, denn das obere verbirgt sich in dem Muskeltrichter und kann nicht beeinflußt werden. Der Zugverband, den man am Oberarme anbringt, muß somit in Abduktion des Armes ziehen.

Ist der Bruch im unteren Oberarmdrittel, dann sieht man, daß sich das periphere Bruchstück verschieden einstellt, je nachdem ob der Ellbogen gebeugt oder gestreckt wird; denn das obere Bruchstück hängt dann ziemlich gerade herunter. Ist der Ellbogen gestreckt, so klafft der Knickungswinkel nach der Streckseite des

Oberarmes; ist er gebeugt, so nach der Beugeseite und der Scheitel
des Winkels springt nach der Streckseite aus. Diesem Verhalten
muß man ganz besonders in der Zeit der knöchernen Festigung,
(das ist von der dritten bis zehnten Woche) sein Augenmerk
schenken. Die Einrichtung des Oberarmbruches hat
sehr wenig Halt.
Deshalb sind Zugverbände am Platze
Dazu sind zahlreiche Apparate angegeben worden.
Man kann aber
auch ohne Apparate,
wenn auch weniger
bequem, zureichende Erfolge folgendermaßen erzielen.
In den ersten zwei
bis drei Woch'en gilt
es, die Dislocatio ad
longitudinem zu
korrigieren, also zu
distrahieren. Von
da ab gilt es, die
Dislocatio ad {axim
zu korrigieren, denn
diese festigt sich viel
später.

Der Extensionsverband wird nur
am Oberarm angelegt. Die Haare in
der Achselhöhle
werden rasiert, der
Arm mit Benzin

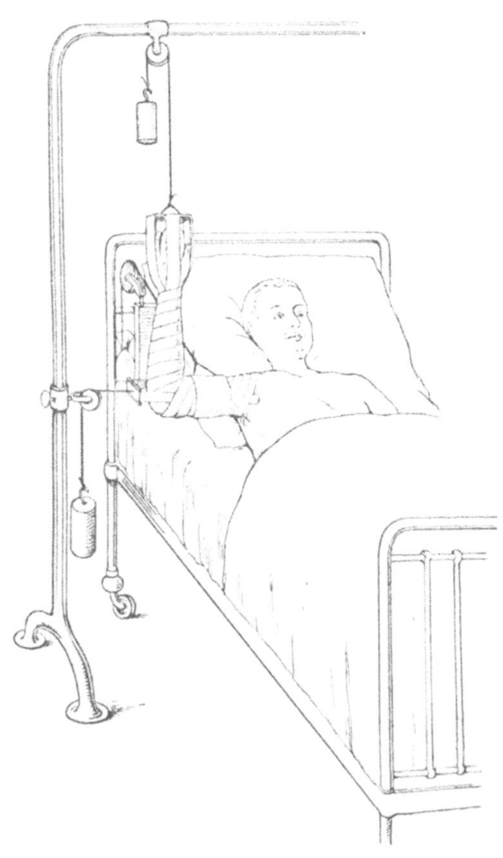

Abbildung 5. Zugverband zur Behandlung der Humerusfraktur. Der Ständer läßt sich mit einem
Kleiderstock improvisieren. Mit 4 Kilo zieht
man am Oberarme, mit 2 Kilo am Vorderarme.

gereinigt, dann die Heftpflasterschlinge mit einem fünf bis sieben
Zentimeter großen Spreizbrett angelegt, der Ellbogen ist rechtwinkelig gebeugt, der Vorderarm senkrecht aufgerichtet, er bleibt
frei oder bekommt eine gesonderte Extension. Zirkuläre Touren
des Heftpflasters (Tour an Tour) sichern die Längsborten. Der

Gewichtszug ist zwei bis vier Kilo. Die Schnur leitet man, wenn die Fraktur im unteren Drittel ist, beim Fußende des Bettes heraus (man durchbohrt das Fußende des Bettes oder läßt die Schnur über den Matratzenrand gleiten). Muß man bei abduziertem Arme ziehen, so leitet man die Schnur über einen nebenan gestellten Sessel, den man aber genügend belastet oder an den Boden annageln muß. Wo sich die Schnur reibt, seift man sie ein. Es ist zweckmäßig, derart im Bette mindestens eine Woche, besser zwei bis drei Wochen lang zu extendieren. Der Vorderarm soll, damit keine Dislocatio ad peripheriam eintrete, senkrecht aufgerichtet sein. Man unterstützt ihn in dieser Lage mit einem Polster wie bei der pertuberkularen Humerusfraktur (Seite 13) oder legt einen zweiten Zugverband senkrecht in die Höhe an.

Will der Verletzte durchaus aufstehen, so legt man seinen Arm in eine Schlinge (nicht Mitella) und zieht mit etwa zwei Kilo gerade zu Boden. Im Bette wird wieder zur ersten Vorrichtung zurückgekehrt. Nach zwei bis drei Wochen ist eine neuerliche Längsverschiebung nicht mehr zu befürchten. Ist die Fraktur in dem unteren Drittel, dann kann man mit dem ambulanten Extensionsverbande bis zur vierten oder sechsten Woche weiter behandeln.

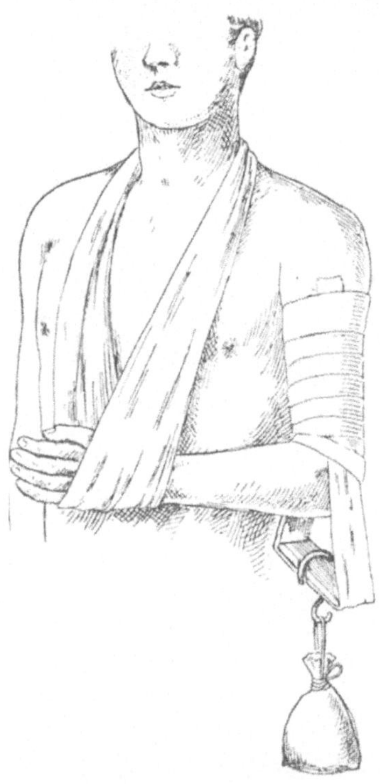

Abbildung 6. Extensionsverband zur ambulanten Behandlung eines Oberarmbruches in der unteren Hälfte. Heftpflasterzug, 3 Kilo Belastung. Der Ellbogen wird in rechtwinkeliger Beugung gehalten.

Ist aber der Bruch im oberen Drittel, dann muß man den Arm in Abduktionshaltung erhalten. Das geschieht mit einem Triangel, das man folgendermaßen herstellt: Man nimmt einen Streifen aus sehr starkem Pappendeckel (das beste ist aber eine Cramersche Drahtschiene) von zehn Zentimeter Breite und macht daraus ein Dreieck, so daß eine Seite (auf die der Oberarm zu liegen kommt) etwa 25 Zentimeter lang, die andere (die der Brustwand zugewendet ist) etwa 30 Zentimeter lang ist, so daß sie von der Achselhöhle bis zur Taille reicht. Diese beiden Seiten müssen einen nahezu rechten Winkel einschließen, die Hypotenuse wird somit etwa 40 Zentimeter lang sein. Dieses Dreieck wird, wenn es aus einem Streifen gebildet ist, mit einem Heftpflaster gesichert; besser als Heftpflaster ist allerdings Draht, denn das Dreieck wird ja mechanisch stark beansprucht. Ein Buchbinder vermag aus der Verlegenheit zu helfen. Nun leimt oder nagelt man eine rechtwinkelige Armschiene auf den 25 Zentimeter langen Teil des Dreieckes (auf der Cramerschiene befestigt man sie mit Draht). Dieses Triangel befestigt man am Brustkorb, am besten mit einer gestärkten Binde. Der Arm ruht jetzt in Abduktion, die Hand etwa in Augenhöhe. Das Mißlichste ist bei dieser Verbandmethode die Neigung des Triangels, sich um den Stamm zu drehen. Dadurch entstehen Knickungen in einer anderen Ebene. In nicht zu schweren Fällen wird man ohne diesen Verband

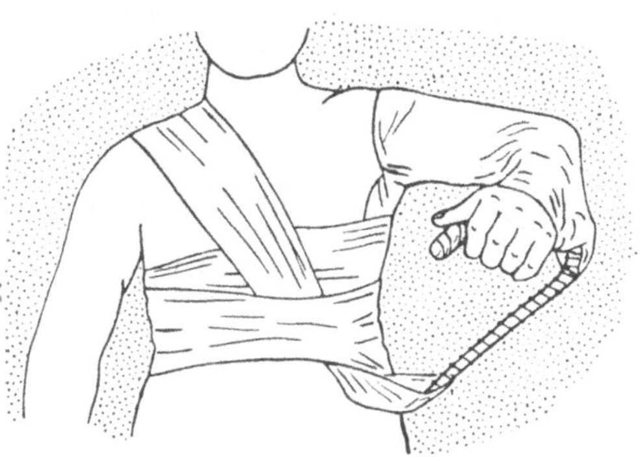

Abbildung 7. Schiene zur ambulanten Behandlung der Oberarmfraktur in der oberen Hälfte. Auf einer rechtwinkeligen Holzschiene mit Ausnehmung für den inneren Epicondylus ruht der Arm. Diese Schiene wird mit Draht auf einem Dreieck befestigt, das man aus einer Drahtschiene formt, in die Achselhöhle legt und am Stamme befestigt.

auskommen können, wenn man so verfährt, wie wir es bei den pertuberkularen Humerusfrakturen beschrieben.

Ist die Fraktur in der unteren Hälfte des Humerus, dann kann man gewöhnlich in der Mitella oder in dem ambulanten Zugverbande zu Ende behandeln. Man muß nur darauf achten, daß der Ellbogen den richtigen Beugegrad hat. Infolge zu starker Beugung des Ellbogens wird die Bruchstelle nach hinten ausgebogen. Bei tief hängender Mitella geschieht das Gegenteil. Ein steifer Verband kann nur Gewinn bringen, wenn die Fraktur in der unteren Hälfte ist und wenn der Arm lang und schlank ist. Es wird trotzdem noch eine laterale Schiene, die vom Ellbogen bis zur Schulterhöhe reicht, eingebunden werden müssen, sonst wird das obere Bruchstück vollkommen unbeeinflußt bleiben. Ehe der Bruch nicht knochenfest geheilt ist, darf man den Ellbogen nicht vollkommen frei geben. Meistens kommt durch das Herabsinken des Armes eine Ausbiegung mit einem gegen die Streckseite offenen Winkel zustande. Übt man die Bewegung im Ellbogen, so muß man gleichzeitig die Bruchstelle gegen Verbiegung mit der Hand sichern.

Während der Behandlung achte man immer auf den Nervus radialis. Kann man eine Radialislähmung von allem Anfang feststellen, so soll alsbald operiert werden. Sollte in der Tat der seltene Fall einer Kontusionslähmung bestehen, so wird ein solcher Nerv regelmäßig später noch vom Kallus eingescheidet. Blieb der Nerv durch das Trauma selbst unversehrt und setzt die Lähmung erst von der dritten Woche an ein, nimmt dann aber rasch zu, so darf man auch keine Zeit versäumen, denn eine spontane Heilung ist da ausgeschlossen.

Die Oberarmbrüche haben Neigung zu verzögerter Kallusbildung und auch zur Pseudarthrose. Die verzögerte Kallusbildung ist mitunter nur Folge einer stärkeren seitlichen Verschiebung. Wenn ein derartiger Knochenbruch nach acht Wochen noch keine Festigung zeigt, dann ist es Zeit, etwas zu unternehmen. Zunächst versuche man Stauung mit einer elastischen Binde. Die Stauung wird ausgeführt mit einer Kautschukbinde oder einem Kautschukschlauch (man unterlege ihn mit einem Tuche) oder einem Tourniquet, das aus einem Handtuche gebildet werden kann; sie soll bis zu einer leichten Zyanose gesteigert werden. Der periphere Abschnitt wird mit einer elastischen Binde (Flanell- oder Idealbinde) eingewickelt, die Stauungsbinde kommt gleich oberhalb der Bruchstelle zu liegen. Es bleibt somit nur die Bruchstelle handbreit offen. Die Stauung wird täglich so lang als möglich vorgenommen. Anfangs wird sie nur fünf Minuten ertragen, bald aber mehrere Stunden. Führt das Verfahren zu keinem merkbaren Erfolge, so kann man noch vielerlei versuchen (Ossophyt oder Eigenblutinjektion in die Bruchstelle, Phosphorlebertran, Schilddrüsenpräparate oder Calcium chloratum); doch verliere man nicht zu viel Zeit, sondern sende den Kranken lieber bald zur Operation.

Brüche des Oberarmes im suprakondylären Teile.

Die suprakondyläre Humerusfraktur kommt besonders häufig bei Kindern vor, sie entsteht zumeist durch Überstreckung. Bei stärkerer Verschiebung springt das Olecranon fersenartig vor. Ist die Fraktur eine vollständige, so ist es sehr schwer, die schmalen

Bruchflächen miteinander in gute Berührung zu bringen; noch weit schwieriger ist es, sie darin zu erhalten. Die Diagnose bereitet nur bei unvollständigen Brüchen Schwierigkeiten.

Gelingt die Diagnose nicht am ersten Tage, so wiederhole man die Untersuchung in den nächsten Tagen allenfalls in Narkose oder nach Injektion von 20 Kubikzentimetern 1- bis 2prozentiger Novokainlösung in die Bruchstelle. Läßt man. den Vorderarm herabsinken und streckt so den Ellbogen, so gewahrt man von der Seite hinblickend ober dem Olecranon einen nach hinten offenen Winkel; vorne etwas ober der Beugfalte tastet man eine Knochenzacke. Oft kann man den Arm trotz völliger Streckung in Valgus- oder Varusstellung bringen. Spitzwinkelige Beugung wird durch federnden Widerstand verhindert. Bei vollständiger Fraktur kann man eine seitliche Verschiebung herbeiführen, man muß nur die beiden Epikondylen mit einer Hand und mit der anderen den Oberarm fassen. Mitunter vermag man auch die Abknickung so herbeizuführen,

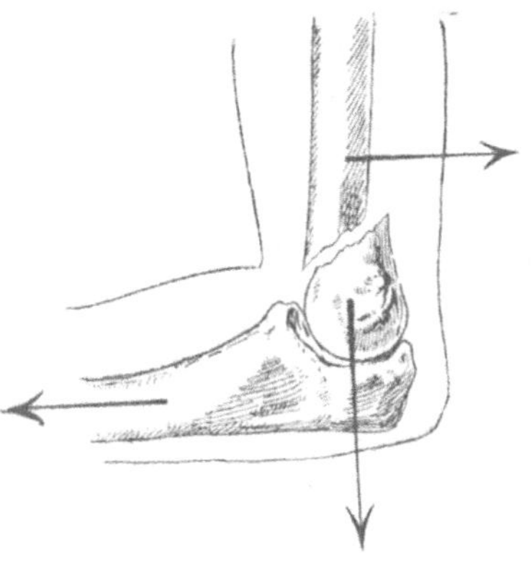

Abbildung 8. Fractura supracondylica. Extensionsfraktur. Bei Überstreckung des Ellbogens entsteht entweder eine Luxation des Ellbogens mit vorderem Kapselriß oder eine Extensionsfraktur. In der Richtung der Pfeile muß man ziehen oder drücken, um die Einrichtung herbeizuführen.

daß man mit einer Hand den Oberarm, mit der anderen Hand den Vorderarm umgreift und nun den Vorderarm in der Längsrichtung so nach hinten schiebt, daß das Olecranon fersenartig vorspringt. Durch Zug in der entgegengesetzten Richtung schwindet diese Deformation.

Die Einrichtung nimmt man ähnlich vor wie die Reposition einer Ellbogenluxation nach hinten; nur muß man jene Methode wählen, die bei gebeugtem Ellbogen ausgeführt wird. Man macht das entweder im Ätherrausch (Äthylchlorid ist noch besser) oder nachdem man 20 Kubikzentimeter einer einprozentigen Novokainlösung in die Bruchstelle eingespritzt hat. Ist die Einrichtung gelungen, so halte man sie durch spitzwinkelige Beugung des Ellbogens fest und fixiere in dieser Lage mit einer gestärkten Binde. Merkt man, daß die Beugung bis zu jenem Grade, wo die Hand die Schulter berührt, nicht möglich ist oder nur mit Gewalt unter federndem Widerstande möglich wäre, so versuche man die Einrichtung nochmals. Kommt man aber wieder nicht zum Ziele, so soll blutig reponiert werden. Nie forciere man die spitzwinkelige Beugung, denn sie allein kann nicht zur Einrichtung führen, sondern sie führt nur eine heillose Stellungsverschlechterung herbei. Nach erfolgter Einrichtung bekommt das Ellbogengelenk normale Form und Halt. Die Hand muß auf den Processus coracoideus weisen. Der Verband bleibt höchstens drei Wochen liegen.

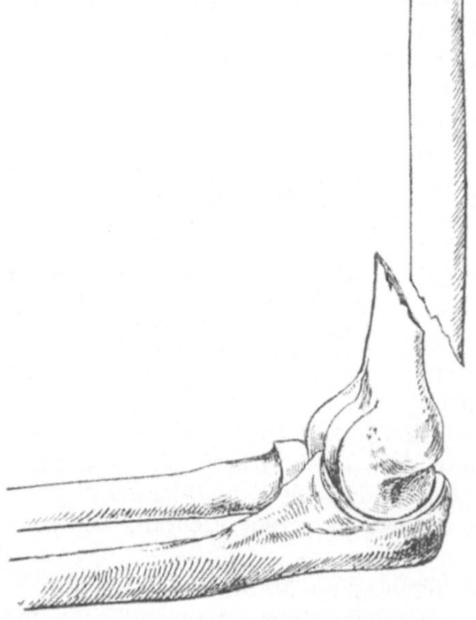

Abbildung 9. Fractura supracondylica. Flexionsfraktur. Sie entsteht durch Fall auf den Ellbogen. Dadurch wird die gegen die Beugeseite gerichtete Konkavität des Humerus bis zum Bruche gesteigert.

Abbildung 10. Suprakondyläre Extensionsfraktur. Wird der Ellbogen vor erfolgter Einrichtung gebeugt, so bohrt sich das obere Bruchende in den Musculus brachialis internus ein. Ist die Einrichtung erfolgt, so wird sie durch den bei gebeugtem Ellbogen gespannten Streckmuskel gesichert.

Ist man der Einrichtung nicht sicher und kann man weder eine Röntgendurchleuchtung noch eine Operation erlangen, dann führe man einen Extensionsverband wie bei der Oberarmfraktur aus. Es genügt wohl auch nur ein Zug am aufgerichteten Vorderarm und ein Sandsack am Ober- arm als Gegenzug.

Um eine Versteifung des Ellbogens zu ver- hüten, nimmt man den fixie- renden Verband schon nach drei Wochen ab; doch besteht zu dieser Zeit noch die Ge- fahr einer nachträglichen Ver- biegung. Sie würde erfolgen, wenn man nun schon mit Streckübungen im Ellbogen an- fangen wollte. Am besten ist es, diese Übungen erst dann vor- zunehmen, wenn eine Röntgen- kontrolle die völlige Festigung der Bruchstelle erweist. Bei Kindern erfolgt die Konsoli- dierung innerhalb von acht Wochen, bei Erwachsenen dau- ert es noch länger. Solange muß man also mit den ge- waltsamen Streckübungen war- ten. Dafür wird man um so eher mit Pro- und Supination beginnen, sowie die Beugung, die keine Schwierigkeiten be- reitet, weiterhin einhalten lassen.

Beugeübungen läßt man so machen, daß der Vor- derarm mit seiner Streckseite auf dem Tische liegt und die Hand der gesunden Seite die Handwurzel der kranken Seite auf die Tischplatte nieder- drückt. Nun neigt der Patient den Oberkörper so tief, daß die Finger der kranken Seite die Schulter dieser Seite be- rühren. Der äußerste erzielte Beugegrad ist dann fünf bis zehn Minuten lang einzuhalten. — Die Streckübung führt der

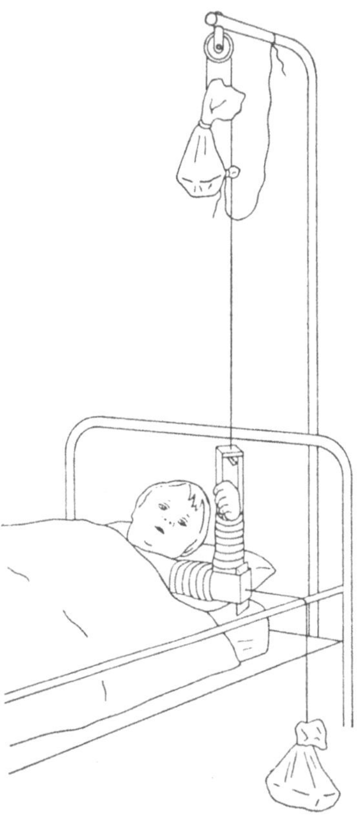

Abbildung 11. Zugverband bei suprakondylärer Fraktur. Den wagrechten Zug kann man über eine Sessellehne ziehen, den senkrechten über einen in die Wand eingelassenen Haken. Der mit Steinen gefüllte Beutel des senkrechten Zuges hat zur Siche- rung gegen das Herabfallen eine zweite Befestigung.

Patient folgendermaßen aus: Er faßt mit der Hand des verletzten Armes die Sitzplatte eines Sessels von unten und kniet gleichzeitig mit einem Beine oben darauf. Haben sich die Finger gut verankert, dann erhebt er den Oberkörper und hält die größtmögliche Streckung recht lang ein.

Es kommt, wenn auch weit seltener, vor, daß durch Fall auf den Ellbogen das Gelenksende des Humerus in gleicher Höhe abbricht und sich dann nach der Beugeseite ausbiegt oder verschiebt. Nennt man die vorher erwähnte Fraktur eine Extensionsfraktur, so ist diese eine Flexionsfraktur. Gewöhnlich ist diese Fraktur eine unvollständige und die Diagnose somit schwierig. Durch Streckung des Ellbogens wird man, wenn kein Abbruch, sondern nur eine Knickung erfolgte, einrichten. Ein steifer Verband in Streckstellung hält die Einrichtung fest. In der Nachbehandlung wird man mit den Streckübungen beginnen und die Beugeübungen erst nach erfolgter Festigung des Bruches vornehmen lassen. Eine Röntgenkontrolle ist während der Behandlung sehr erwünscht, denn man kann nach der dritten Woche immer noch viel verbessern. Steht das Olecranon noch etwas fersenbeinartig vor (bei der Extensionsfraktur), so legt man in die Ellenbeuge eine derbe Walze oder einen dicken Stab und macht darüber Beugeübungen. Bei Flexionsfrakturen braucht man nur die Extension zu forcieren.

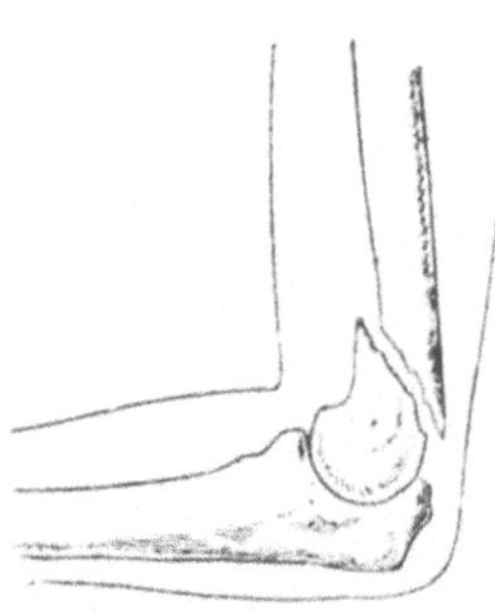

Abbildung 12. Fractura supracondylica humeri. Flexionsfraktur nahe dem Gelenksende.

Brüche am unteren Humerusende.

Der Abbruch des äußeren Condylus des unteren Humerusendes kommt mitunter vor und bedingt, ohne jede Hilfe ausheilend, merkwürdig wenig Funktionsstörung. Wohl entsteht ein Cubitus valgus, eine mäßige Lockerung des Gelenkes; aber Beweglichkeit und Kraft leiden überraschend wenig. Die Behandlung erfordert einen steifen Verband in Streckstellung, denn nur so vermag man den Arm achsenrichtig einzustellen, nur so das abgebrochene Knochenstück herabzuziehen. Ich möchte empfehlen, den Ellbogen in den ersten Tagen in elastischer Einwicklung in wechselnde Lage zu bringen (um eine Versteifung und das vorzeitige Lockerwerden eines steifen Verbandes zu verhüten) und erst, wenn der Ellbogen abgeschwollen ist, einen eng sitzenden Stärkebindenverband in Streckstellung und Pronation anzulegen. Dieser Verband bleibt drei Wochen, dann folgen Bewegungsübungen.

Mitunter dreht sich das abgebrochene Knochenstück so, daß sich die überknorpelte Fläche des unteren Bruchstückes der Bruchfläche des oberen zuwendet. Die Reposition ist dann unbedingt notwendig. Ohne Röntgenbild wird man zur richtigen Diagnose allerdings erst spät gelangen. Die Reposition dieses abgebrochenen und umgedrehten Bruchstückes kann man wohl so versuchen, daß man das Gelenk oberhalb des Olecranons punktiert und mit halbprozentiger Novokainlösung prall füllt, dann verschiedene Manöver (Varusstellung des Armes und Druck auf das abgebrochene Stück) ausführt. Kommt man auf diese Weise nicht zum Ziele, so soll operiert werden.

T- und Y-förmige Frakturen des unteren Humerusendes werden je nach den besonderen Umständen bei gebeugtem oder gestrecktem Ellbogen behandelt. Mitunter ist auch der Übergang aus der einen in die andere Stellung innerhalb weniger

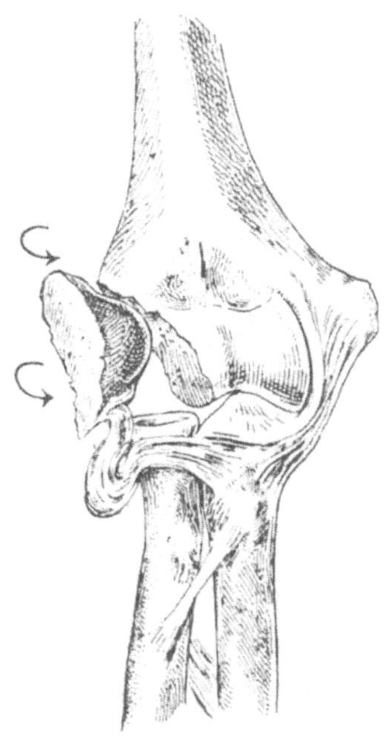

Abbildung 13. Abbruch des äußeren Condylus des unteren Humerusendes mit Drehung. Das abgebrochene Stück kann sich in verschiedenen Richtungen drehen. Die Einrichtung ist geboten, denn Heilung kann nur eintreten, wenn sich die Bruchflächen dauernd berühren.

Wochen am Platze. Man richtet sich nach dem Repositionserfolge. Gewöhnlich beginnt man mit einem Zugverband in Streckstellung. Unter Fortdauer der Extension legt man eine Gipslongette entlang der Streckseite an. Am nächsten Tage schneidet man die Heftpflasterborten ab und vollendet den Verband mit zirkulären Touren einer gestärkten Binde. Nach Ablauf von vier Wochen folgt die Abnahme des steifen Verbandes. Sodann kommt eine Mitella mit wechselnder Lage des Ellbogens. Die Behandlungsdauer beträgt gewöhnlich drei Monate. Die Prognose ist unsicher; eine Pseudarthrose eines Bruchstückes ist immer möglich.

Der Abbruch des inneren Epicondylus gewinnt nur dann eine größere Bedeutung, wenn er eine stärkere Verschiebung erfahren hat und eine deutliche abnorme Beweglichkeit aufweist. Das Gelenk läßt sich, in Streckstellung gebracht, im Sinne der Valgitas (d. i. Knickungswinkel lateral offen) abknicken. Mitunter wird der Nervus ulnaris sofort oder erst nach einiger Zeit Störungen aufweisen. Gar nicht selten klemmt sich das Bruchstück im Gelenksspalte ein. Gelingt die Reposition durch Füllung des Gelenksraumes mit Novokainlösung — bis zur Spannung — nicht, so muß operiert werden. Bei geringer Verschiebung des Bruchstückes wird man in Streckstellung fixieren, nachdem das Gelenk abgeschwollen und in dieser Zeit des Zuwartens teils in Beuge-, teils in Streckstellung gelagert und elastisch eingewickelt, sowie die Muskulatur massiert worden ist. Bei Neigung zu Varitas (d. i. Knickungswinkel medial offen) wird man dem Verbande eine Holzschiene anlegen, insolang er nicht zureichend erhärtet ist, und zwar legt man die Schiene immer in die Konkavität des Winkels und fixiert insbesondere ihre Enden sorgfältig, damit sie nicht abrutschen. Bei stärkerer Verschiebung und deutlicher abnormer Beweglichkeit, irreponibler Einklemmung im Gelenke, ist die Operation angezeigt.

In analoger Weise hat man den Abbruch der Eminentia capitata und des äußeren Epicondylus zu behandeln.

Brüche des Vorderarmes.

Abbrüche im Bereiche des oberen Gelenksendes.

Die Fraktur des Olecranons ist schon daran leicht zu erkennen, daß der Verletzte nicht imstande ist, das Gelenk aktiv zu strecken. Er vermag den Vorderarm dabei nicht zu heben Er ist also nicht imstande jene Bewegung zu machen, die man beim Abnehmen des Hutes auszuführen hat. Man prüft so, daß man den Vorderarm bei abduziertem Oberarm senkrecht herunterhängen läßt und nun Streckung verlangt. Bei passiver Beugung ist die Stufe und die Diastase gewöhnlich unverkennbar. Die Naht dieses Bruches ist so einfach (in Lokalanästhesie zu machen), der Erfolg so sicher, daß man sie nur aus besonderen Gründen unterlassen sollte. Die unblutige Behandlung erfolgt natürlich bei gestrecktem Ellbogen. Mit Heftpflasterstreifen sucht man die

Olecranonspitze herunterzuziehen. Der Streifen kann, wenn er sich zusammenrollt, Dekubitus herbeiführen. Das abgebrochene Stück wächst, wenn nicht genäht wurde, meistens nicht mehr knöchern an, es bleibt daher eine dauernde Schwächung der Streckung zurück und Refrakturen sind leicht möglich.

Die **Fraktur des Radiusköpfchens** ist vollkommen intrakapsulär. Es kann der Rand des Köpfchens, es kann aber auch sein Hals brechen. Man behandelt mobilisierend, ohne Kontentivverband. Zuerst macht man eine elastische Einwicklung und sorgt für eine wechselnde Lage des Gelenkes; sobald als möglich aber soll der Arm benützt und eine Massage der Muskulatur vorgenommen werden. Die Fraktur am Halse wird, selbst wenn sie nicht vollständig ist, leicht zu einer Pseudarthrose führen. Daß die Exstirpation des abgebrochenen Köpfchens einen wesentlichen Vorteil bringt, davon habe ich mich nicht überzeugen können.

Die **Fraktur des Processus coronoideus** äußert sich nur durch die umschriebene Druckempfindlichkeit und durch die Unmöglichkeit der aktiven Beugung. Der herabhängende Vorderarm kann nicht gebeugt werden. Ist der Knochenvorsprung nicht ganz abgebrochen, dann ist auch der Funktionsausfall gering. In diesem Falle legt man den Arm für acht bis zehn Tage in eine Mitella und wechselt den Beugegrad. Ist der Processus coronoideus aber ganz abgebrochen, so muß man operieren, denn sonst bleibt das Unvermögen, den Arm zu beugen, bestehen und außerdem kann es auch zur Myositis ossificans im Musculus brachialis internus kommen.

Brüche der Elle.

Die **Fraktur der Ulna** geht mitunter, insbesondere wenn sie im oberen Drittel erfolgte, mit Luxation des Radiusköpfchens nach hinten oder nach der Seite einher. Diese Kom-

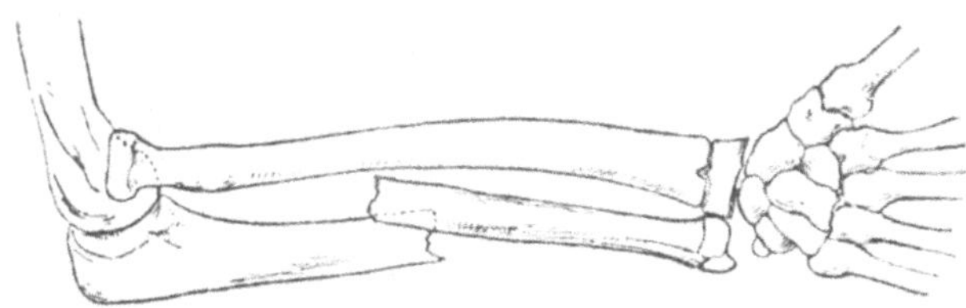

Abbildung 14. Fraktur der Ulna, Luxation des Radiusköpfchens.

plikation wird oft übersehen und bald irreparabel. Natürlich ist die Fraktur, insolange die Verrenkung nicht eingerichtet ist, auch nicht einzurichten. Die häufigste Ursache ist ein Stockschlag, daher der Name Parierfraktur. Eine Stufe an der verletzten Stelle, sowie das Wippen eines Bruchstückes gestatten die Diagnose.

Ist die Fraktur auf andere Art erfolgt, so suche man mit besonderem Bedacht nach einer Radiusfraktur. Ist der Radius unverletzt, so weichen die Bruchenden der Ulna wenig ab und es bedarf mitunter gar keines Kontentivverbandes. Dieses Verfahren wird aber doch recht unangenehm empfunden und deshalb mache man, sobald die Schwellung abgefallen ist (das ist nach drei bis acht Tagen) einen Stärkebindenverband ohne Watte. Der Arm wird zuerst mit Kalikot, dann mit der gestärkten Binde einge- wickelt. Nach 24 Stunden schneidet man so viel vom Verbande weg, daß Ellbogen und Handwurzel beweglich bleiben. Diese Manschette läßt man etwa sechs Wochen liegen. Selten ist die Fraktur nach dieser Zeit fest, häufiger dauert es weit länger, aber ein fester Verband kann gewöhnlich schon entbehrt werden.

Brüche des Vorderarmes.

Die Fraktur des Vorderarmes verhält sich bei Kindern und Erwachsenen ganz verschieden, weil die Kinder weiche, die Erwachsenen harte und spröde Knochen haben. Infolgedessen brechen die kindlichen Knochen nicht auseinander, sondern verhalten sich wie geknickte Weidenruten, während die Knochen Erwachsener wie Porzellan auseinanderbrechen, oft sogar splittern.

Den gebrochenen Vorderarm eines Kindes biegt man wie einen geknickten Stock gerade. In der Regel ist der Arm so geknickt, daß er nach der Streckseite konkav ist. Die Ein- richtung gelingt leicht bis zu einem gewissen Grade, schwer voll- kommen. Man hüte sich aber, das zu forcieren, denn es könnte der Knochen dabei vollkommen abbrechen. Zur Einrichtung benötigt man keine Anästhesie, da der Schmerz nur einen Augenblick dauert und nicht erheblich ist. Will man sie aber herbeiführen, so wendet man entweder einen Äthylchloridrausch an oder man spritzt in die Bruchgegend, wenn möglich in die Bruchspalte, Novokainlösung. Für jede Bruchstelle benötigt man zehn Kubik- zentimeter einer einprozentigen Novokainlösung. Die Nadel soll an den Knochen anstoßen, damit die Lösung unter das Periost gelangt. Den an der Beugeseite ausspringenden Winkel drückt man mit dem Daumen ein. Man schlingt sich den Arm so um den Leib, wie wenn man sich vom Verletzten umfassen ließe, die Beugeseite des gebrochenen Armes hat man auf der Magengrube. Nun umfaßt man den Vorderarm am oberen Ende, so daß man mit dem Daumen auf die vorspringende Kante der Bruchstelle drückt;

mit der anderen Hand zieht man den Vorderarm, den man am Carpus gefaßt hat, kräftig aus. Gewöhnlich bleibt eine leichte Knickung übrig, die Neigung hat zuzunehmen. Deshalb vollendet man die Korrektur mit folgendem Verbande: Eine Holzschiene, die nur wenig nachgeben darf, kommt an die Streckseite. Nur ihre Enden werden gepolstert. Die Schiene reicht vom Capitulum radii bis zum Carpus. An diese Enden kommen handtellergroße Wattepolster. Diese Schiene befestigt man mit zirkulären Bindentouren. Es muß insbesondere das über dem Capitulum radii gelegene Schienenende vor dem Abgleiten gesichert werden. Wenn nötig, geschieht das mittels einer gestärkten Binde. Dann legt man einen dritten gleichen Polster auf die vorspringende Bruchstelle an der Beugeseite und preßt diese Stelle mit einigen Bindentouren fest an die Schiene. So führt man die letzte Korrektur aus. Nach 24 Stunden muß man aber nachsehen (Dekubitus, ischämische Gangrän, Muskelnekrose!). Hat die Korrektur nicht genügt, so wiederholt man sie, doch versteife man sich bei Kindern nicht auf eine vollständige Korrektur; denn im weiteren Wachstume gleicht sich eine leichte Verbiegung vollständig aus. Ist eine zureichende Korrektur erreicht, so macht man einen steifen Verband. Entweder überzieht man den Arm mit einem Trikotschlauche, einem Strumpfe oder einer Kalikotbinde (ohne Watte) und legt nun eine blaue Binde an (Organtin, den man beim Schnittwarenhändler erhält und in fünf Zentimeter breite Binden reißt), nachdem man sie in warmem Wasser eingeweicht hat. Die Bindentouren müssen glatt liegen (eine große Falte ist besser als viele kleine); die Binde wird unter gleichmäßigem, nicht zu starkem Zuge angelegt. Luftblasen müssen vermieden werden. Gewöhnlich kann man (da die Brüche meistens nahe der Mitte liegen) nach einem Tage den Verband soweit ausschneiden, daß Ellbogen und Handwurzel beweglich bleiben. Ist der Bruch dem Carpus nahe, dann wird man diesen wohl nicht frei geben, aber die Finger müssen soweit frei bleiben, daß sie zur Faust geschlossen werden können. Erscheint es wünschenswert, so kann man diesen Verband zu einer weiteren Korrektur benützen und das geschieht so, daß man die Schiene (ganz wie oben beschrieben) über den eingebundenen Arm anlegt und erst nach einem Tage, wenn der Verband fest geworden, wegnimmt. Da diese Manschette die Bewegungen der Hand und des Ellbogens nicht hindert, lasse man sie sechs bis acht Wochen liegen, denn nur zu oft stellt sich sonst nachträglich wieder die Verbiegung ein.

Bei E r w a c h s e n e n ist das Bild der Fraktur weit weniger auffallend, weil die Knickung wegfällt. Beide Knochen sind gewöhnlich vollständig gebrochen, die Bruchenden stehen nebeneinander. Der Verletzte hat das Gefühl des gebrochenen Knochens, weil jeder Halt verloren gegangen ist; er vermag auch den Arm nicht ausgestreckt zu halten. Sucht man nach der schmerzhaftesten Stelle, setzt dort den Finger ein und biegt nun den Knochen über dieses Hypomochlion ab, so wird man bald zur vollen Überzeugung gelangen. Geht die Biegung nicht nach der Streckseite, so wird sie nach der Beugeseite gelingen. Mitunter ist die Muskulatur so kräftig und so gespannt, daß man zu keinem deutlichen Bilde gelangen kann. Man lege dann den gebrochenen Arm so auf zwei Unterlagen, daß er als frei schwebende Brücke über sie hinzieht. Die Muskelspannung läßt nach und die Bruchstelle sinkt ein. Die Ulnafraktur ist an dem bezeichnenden Wippen zu erkennen, die Radiusfraktur daran, daß sich das Radiusköpfchen bei Pro- und Supination nicht mitbewegt. Man sieht, daß sich diese Bewegung an der Bruchstelle abspielt und nicht bis zum Ellbogen fortsetzt.

Die Einrichtung dieser Fraktur gelingt, wenn beide Knochen vollständig gebrochen sind, nur selten in zureichender Weise. Den Versuch macht man so, daß man die Knickung nach der Streck- oder Beugeseite, je nachdem das besser gelingt, bis fast zum rechten Winkel steigert und dann, den Knickungswinkel kräftig eindrückend, zur geraden Linie übergeht. Meistens wird man nur einen Knochen einrichten.

Die blutige Einrichtung der Bruchstücke ist ein so einfacher und zuverlässiger Eingriff, daß wir ihn nicht warm genug empfehlen können, zumal da man regelmäßig ohne Einlagerung eines Fremdkörpers (Klammer, Stift, Nagel, Draht) auskommt. Berühren sich die Bruchenden, so wird die Heilungsdauer auf sechs bis acht Wochen verkürzt, liegen sie nebeneinander so dauert es Monate bis zur Festigung und ein Brückenkallus (kreuzweise Verbindung der Bruchenden) kann die Heilung außerdem recht problematisch gestalten.

Ist die blutige Reposition undurchführbar, dann salviere man sich mit einer zweifelhaften Prognose und verfahre folgendermaßen: Man setze alles daran, den Radius einzurichten und kümmere sich weniger um die Ulna. Gelingt es schon schwer, die Einrichtung herbeizuführen, so ist es noch schwieriger, sie zu erhalten. Ein steifer Verband mit Gipslongette soll dies erreichen. Extreme Supination ist nicht zu empfehlen, mäßige Supination dagegen am Platze. Man lege den Verband erst an, wenn der Arm abgeschwollen ist, und lege inzwischen den Arm auf eine Schiene oder in einen Extensionsverband. Die Einrichtung, die man dann vornimmt, erfolgt in Narkose. Ist der Arm nicht sehr muskulös, so kann man den Versuch machen, den Interossealraum mit einem runden Polster zu erweitern. Man drückt einen mit Watte umwundenen Stab von der Dicke eines Spazierstockes von der Beugeseite her ein, indem man an der Streckseite eine Schiene anlegt und über Arm, Schiene und Stock feste Bindentouren zieht. Der Erfolg wird selten wunschgemäß ausfallen. — Man beachte, daß die Operation auch einige Wochen nach der Verletzung noch erfolgreich ausgeführt werden kann.

Der steife Verband, der anfangs Handwurzel und Ellbogen (diesen in rechtwinkeliger Haltung) fixiert und nur die Finger frei läßt, wird allmählich gekürzt, so daß bei guter Reposition nach drei Wochen der Ellbogen, nach fünf Wochen der Carpus frei gegeben wird. Nach acht Wochen kann man den Verband entfernen. Man muß dann den Verletzten noch ein bis zwei Wochen im Auge behalten. Hat der Verletzte die Bewegungsfreiheit, die ihm der Verband in steigendem Maße gestattete, gut ausgenützt, so fehlt ihm nach Abnahme des Verbandes nur ein geringer Grad von Pro- und Supination, vor allem aber die Kraft. Sollte sich noch ein kleiner Rest der Rekurvation erhalten haben, so wird man die Dorsalflexion der Hand noch nicht üben lassen und eine Korrektur durch Biegen in umgekehrter Richtung oder durch Anlegen einer Holzschiene an der Streckseite (wie Seite 29 beschrieben) herbeizuführen suchen. Die Übungen soll der Verletzte selbst machen; die Schiene muß er vor allem über Nacht tragen. Eine kräftige Korrektur läßt sich so ausführen, daß der Arm in die halb offene Tischlade soweit hineingeschoben wird, daß der vorspringende Buckel gerade auf die vordere Platte der Tischlade zu liegen kommt.

Offene Brüche des Vorderarmes.

Die offene Fraktur des Vorderarmes (Durchstichfraktur) der Kinder, ist eines der übelsten Ereignisse. Gewöhnlich wird das herausstehende Ende mit Erde verunreinigt. Was ist nun besser: Reposition oder nicht? Die Erfahrung lehrt, daß die Reposition in vielen Fällen zur septischen Phlegmone und damit zur Amputation oder gar zum Exitus führt. Die erste Aufgabe der Behandlung ist: unverzügliche Reinigung, das heißt Exzision und Resektion der mit Erde imprägnierten Gewebe, Jodierung der Wunde. Kann man das schon innerhalb ein bis zwei Stunden ausführen, so darf man die Reposition wagen; je später man aber dazu kommt, um so bedenklicher ist dieses Vorgehen. Die schlitzförmige Wunde, aus der das obere Bruchstück

der Ulna herausragt, wird man erheblich verlängern, alle Wund-
nischen öffnen, reinigen, ausschneiden, jodieren, dann reponieren
und die Wunde schütter nähen. Der Knochen soll nicht frei liegen,
damit er nicht vertrocknet. Es kommt dann auf die Streckseite eine
Gipslongette und eine Schiene auf die Beugeseite bis zur Erhärtung der Longette; ist die Verhärtung erfolgt, so entfernt man
die Schiene und sichert die Longette ober- und unterhalb der
Bruchstelle mit einer blauen Binde. Überdies ist eine Tetanusanti-
toxininjektion zu machen (10 bis 20 Kubikzentimeter). Die Dislokation muß man in Kauf nehmen, eine gewaltsame Einrichtung
ist unzulässig. Der Arm muß um so länger und um so strenger
fixiert bleiben, je heftiger die Infektion ist. Die Heilungsdauer
hängt vor allem davon ab, ob es zu einer Ostitis kommt, ob die
Bruchstücke weit auseinander getreten sind; je nachdem wird sie
acht Wochen bis acht Monate dauern.

Brüche der Speiche.

Die Radiusfraktur soll noch weniger als jede andere
Fraktur schablonenmäßig behandelt werden. Die Indikationsstel-

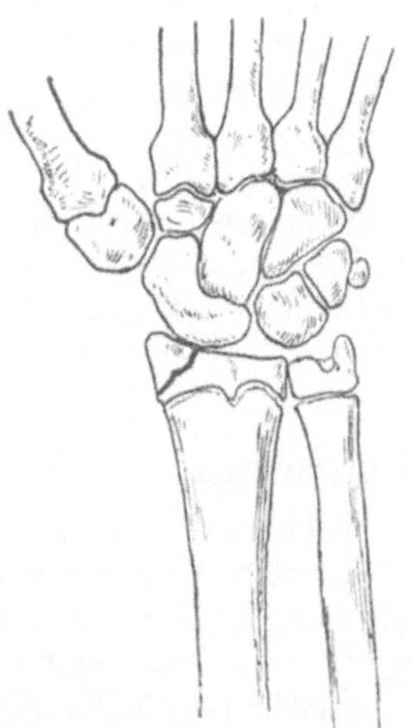

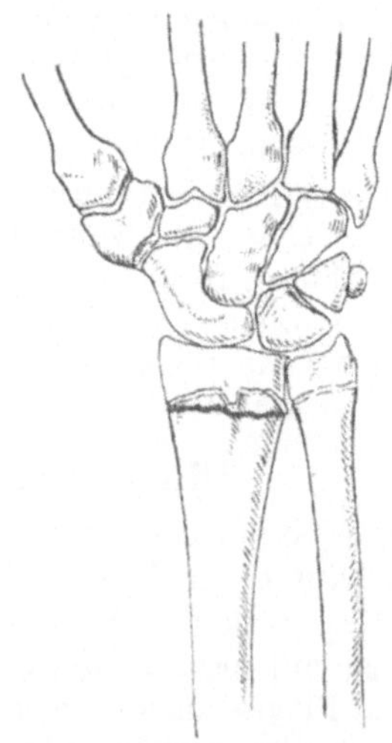

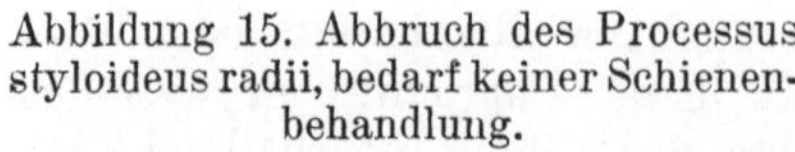

Abbildung 15. Abbruch des Processus
styloideus radii, bedarf keiner Schienen-
behandlung.

Abbildung 16. Radiusfraktur
an typischer Stelle.

lung für die besonderen Verfahren ist allerdings oft schwer, wenn
man kein Röntgenbild zur Verfügung hat. Jene Frakturen, die
keine Verbiegung des Knochens aufweisen, erfordern natürlich

keine Einrichtung; jene Frakturen, bei denen man den Knochen auch mit Gewalt nicht verbiegen kann, soll man überhaupt nicht fixieren. Es sind das Brüche im untersten Radiusende, die den Knochenschaft nicht quer durchsetzen. Es ist nur der Stylus abgebrochen. Solche Brüche werden mit elastischer Einwicklung behandelt, die Hand soll sofort gebraucht werden und die elastische Einwicklung kann weggelassen werden, sowie die Hand abgeschwollen ist. Das dauert gewöhnlich eine Woche.

Auch die Fraktur an typischer Stelle (das ist am

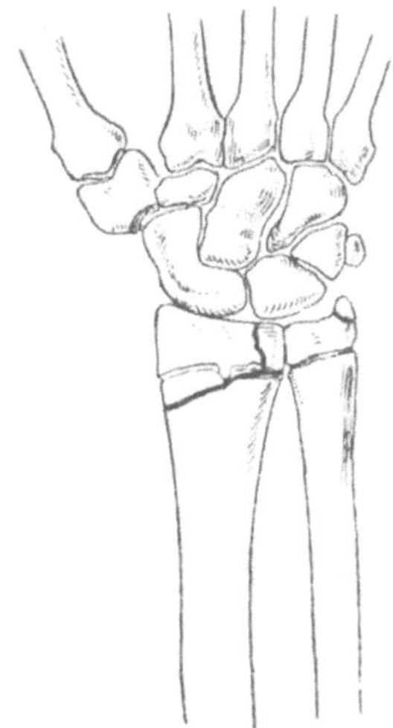

Abbildung 17. Radiusfraktur mit Schädigung des Radionavikular- und Radioulnargelenkes. Abbruch des Stylus ulnae.

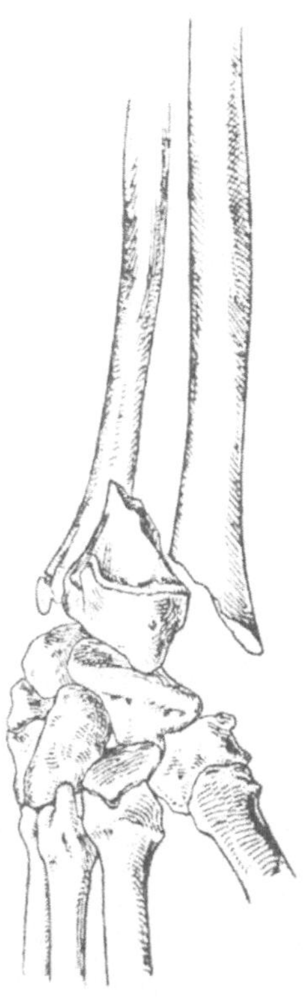

Abbildung 18. Radiusfraktur oberhalb der typischen Stelle, mit vollkommener Verschiebung. Die Einrichtung wird wenig Halt haben.

untersten Ende des Knochens) versieht man, falls keine Dislokation besteht, aber die Hand geschwollen ist, zuerst mit einer elastischen Einwicklung und führt die Fixation mittels Verbandes ohne Wattierung erst aus, wenn die Schwellung geschwunden ist. Ist man aber zur sofortigen Fixation gezwungen, so muß man den Verband nach wenigen Tagen erneuern, da er sonst locker ist. Der Verband muß immer soweit ausgeschnitten werden, daß die

Beweglichkeit der Finger und des Ellbogens frei bleibt, doch umfaßt er den Tenar soweit, daß Pro- und Supination eingeschränkt
werden.

F r a k t u r e n   m i t   D i s l o k a t i o n   müssen eingerichtet
werden. Das gelingt gewöhnlich leicht und nachhaltig, da die
typische Bruchstelle im schwammigen Knochenabschnitte erfolgt,
somit einer Infraktion gleicht. Impressionsfrakturen setzen allerdings einen großen Widerstand. Ist die Fraktur etwas höher erfolgt, also in der Diaphyse, so hat man mit den gleichen Schwierigkeiten wie bei der Vorderarmfraktur zu kämpfen, zumal da die
unverletzte Ulna die Einrichtung erheblich erschwert. Man wird
auch da meistens zur blutigen Reposition genötigt werden.

Die Diagnose ist bei bestehender Dislokation leicht, man
muß nur den Arm von allen Seiten und vergleichend betrachten.
Die Angaben über Frakturgefühl und Gebrauchsunfähigkeit sind
sehr beachtenswert. In zweifelhaften Fällen suche man mit der
Fingerspitze oder dem Perkussionshammer die schmerzhafte
Stelle. Man findet sie gewöhnlich an einer ganz kleinen Stelle
gerade nur der Bruchstelle entsprechend, doch muß man den Verletzten erst zur Ruhe kommen lassen. Will man auf abnorme
Beweglichkeit prüfen, so macht man das so, daß man die Handwurzel unterstützt und nun den frei hängenden Vorderarm an der
Bruchstelle einsinken läßt. Genügt das nicht, so drückt man mit
einem Finger oder Bleistift oder Instrumentengriff von der Streckseite her auf die Bruchstelle so lange, bis an der Beugeseite ein
Vorsprung entsteht. Man hat dann nur noch einen schmerzhaften
Druckpunkt am Stylus ulnae zu suchen, um die so häufige Komplikation eines A b b r u c h e s   d e s   S t y l u s   u l n a e   nicht zu
übersehen.

Besteht keine Dislokation und läßt sich keine hervorrufen,
dann kann man, wenn kein Röntgenbild zu erlangen ist, nur aus
der umschriebenen, auf den Knochen beschränkten, tagelang
bleibenden Druckempfindlichkeit auf eine Absprengung oder
F i s s u r   i m   u n t e r e n   R a d i u s e n d e   schließen.

Die E i n r i c h t u n g   d e r   D i s l o k a t i o n   erfolgt bei der
Radiusfraktur so, daß der volar vorspringende Knickungswinkel
eingedrückt wird. Mit einer Hand faßt man den Vorderarm, den
man sich über den Leib legt, so daß seine Beugeseite der eigenen
Magengrube zugewandt ist. Den Daumen legt man auf den Scheitel
des volar vorspringenden Knickungswinkels. Mit der anderen
Hand faßt man die Hand des Verletzten im Bereiche des Carpus.
Man beugt nun die Hand des Verletzten volar und drückt kräftig
auf den Knickungswinkel. Ist die Reposition nicht befriedigend

ausgefallen, so wiederholt man sie und führt gleichzeitig mit der verletzten Hand eine leichte Pro- oder Supinationsbewegung aus. Ist man mit dem Erfolg der Einrichtung zufrieden, so legt man den Arm derart auf den Tisch, daß die Hand über die Tischkante in volarer Beugung herabsinkt. Aktive Dorsalflexion führt gewöhnlich zu neuerlicher Knickung. Bleibt die Hand aber schlaff hängen, so bleibt auch die Einrichtung unverändert. Man legt, wenn man keine zuverlässige Assistenz hat, eine Gipslongette bei der erwähnten Handhaltung auf die Streckseite und wartet eine Viertelstunde oder länger, bis sie genügend fest ist. Dann sichert man sie mit einer Kalikot- oder gestärkten Binde.

Man kann auch so verfahren, daß eine Schlinge aus Kalikot über die Bruchstelle gelegt und mit dieser der Arm von einer Hilfsperson in der Luft gehalten wird. Die Hand sinkt ein wenig abwärts (volar), doch darf der Arm nicht hoch gehoben werden, weil sonst eine zu starke Pronation eintritt; erwünscht ist aber ein mittlerer Grad von Pro- und Supination. Nun kann man einen zirkulären Verband mit einer gestärkten Binde anlegen. Will man nachkorrigieren, so legt man eine Schiene an die Streckseite, unterpolstert die Schiene am Handrücken und drückt die Bruchstelle durch einige fester angezogene Bindentouren gegen die Schiene. Nach einem Tage entfernt man die Schiene, der Bindenverband ist zu einer steifen Manschette erhärtet.

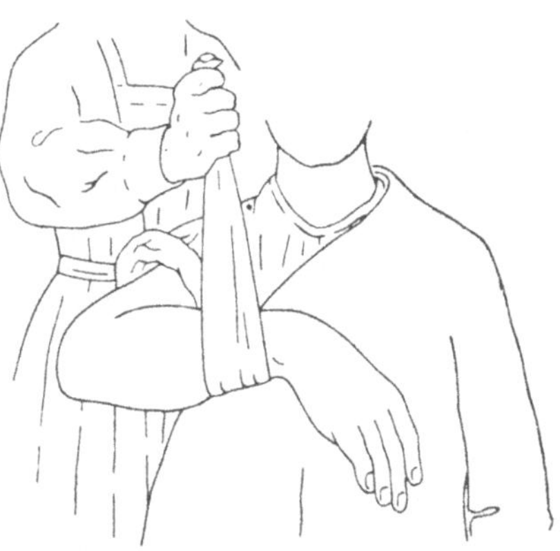

Abbildung 19. Suspension des Armes bei Radiusfraktur zur Anlegung eines zirkulären Verbandes mit einer gestärkten Binde oder einer Gipslongette. Die Longette kommt auf die Streckseite. Beim zirkulären Verbande wird die suspendierende Binde einbezogen und später gekürzt.

Der zirkuläre Stärkebindenverband, den man der Gipslongette nach einigen Tagen folgen läßt oder den man sofort anlegen konnte, muß immer Ellbogen und Finger (bis zur Faustbildung) frei lassen. Die Mitella wird nur zwei Tage getragen, solange der Verband nicht hart ist, dann jedenfalls entfernt, um zum Gebrauche der Hand anzuregen. Die Hand möge in der Mitella, solange der Verband noch feucht ist, über den Rand des dreieckigen Tuches heraushängen, und in Ulnar- und leichte Palmarflexion sinken. Sowie sie sich in die Mitella zurückzieht, besteht die Gefahr, daß sich die Bruchstelle wiederum verbiegt.

Einen derartigen steifen Verband kann man ohne Schaden vier bis fünf Wochen liegen lassen. Entfernt man ihn schon nach drei Wochen, dann muß man doppelt vorsichtig sein, damit sich nicht nachträglich eine Verbiegung einstelle. Es ist vor allem die Dorsalflexion zu meiden; alle anderen Bewegungen sollen geübt, die Hand zu allen Verrichtungen, soweit sie nicht besondere Kraft erfordern, benützt werden. Hat der Verletzte seine Finger schon vom ersten Tage an benützt, so bleibt ihm nach der Verbandabnahme kaum mehr etwas zu tun übrig. Es gehört anfangs allerdings einige Energie dazu den zunächst starken Stupor der Muskel durch wiederholte Willensakte zu überwinden.

Kommt es nach Abnahme des Verbandes, unter dem Gebrauche der Hand zu neuerlicher Verbiegung, so wird man diese in der ersten Zeit noch korrigieren können. Es ist deshalb nötig, den Patienten im Auge zu behalten. Die meisten schlechten Ergebnisse sind eine Folge vorzeitiger Entlassung.

Die Korrektur führt man mit einer Schiene an der Streckseite (Seite 35) aus. Kommt man in wenigen Tagen damit nicht zum Ziele, so muß man gewaltsam korrigieren und da der Callus in dieser Zeit noch nicht verkalkt ist, gelingt das gut und ohne daß eine Fraktur gemacht werden muß, lediglich durch Biegung. Man narkotisiert oder umspritzt die Bruchstelle mit 1%iger Novokainlösung und führt die Korrektur in einem Akte aus und legt dann wieder einen steifen Verband an, den man einen Tag lang mit einer dorsalen Schiene sichert. Mitunter dauert es ungewöhnlich lange, bis der Callus verkalkt und während der ganzen Zeit besteht die Gefahr einer nachträglichen Verbiegung.

In der Regel ist die Radiusfraktur eine Infraktion, manchmal geht sie mit Stauchung, manchmal mit seitlicher Verschiebung (Abscherungsfraktur) einher, nur selten erfolgt eine reine Querfraktur. Es ist das der Fall, wenn sie etwas höher, im Bereiche des Schaftes, erfolgt ist. Bei dieser Frakturform erwächst am ehesten die Indikation zur blutigen Reposition.

Zum Stärkebindenverband benötigt man eine Kalikot- oder Gazebinde und eine appretierte Binde. Diese bezieht man entweder fertig (in den Apotheken sind aber meistens zu kurze und zu schmale Binden vorrätig) oder man stellt sie sich selbst her. Sie halten sich, wenn sie nicht feucht werden, unbegrenzt lang. Man kauft einige (sechs bis zehn) Meter Organtin in der Schnittwarenhandlung und reißt Binden von fünf bis zehn

Zentimeter Breite und mindestens drei, besser sechs Meter Länge.
Sie werden locker gewickelt und dann in recht warmes Wasser
eingelegt, bis keine Luftblasen mehr aufsteigen. Der Arm wird
wegen der Haare mit einem Trikotschlauch oder einem entsprechend zugeschnittenen Strumpfe oder mit einigen Touren Kalikot
gedeckt, dann wird die Stärkebinde faltenlos aufgewickelt. Wo es

faltenlos nicht geht, schneidet
man die Binde entweder ab und
beginnt von neuem zu wickeln
(dem minder Gewandten mehr zu
empfehlen) oder man macht eine
größere Falte, die bei richtiger
Anlegung weniger stört als mehrere kleine Falten. Die Touren
müssen glatt gestrichen werden
und dürfen keine Luftblasen ent-
halten. Verwendet man zur Verstärkung Schusterspähne, dann
muß man sich vor den Luftblasen
ganz besonders in acht nehmen.
Es ist vielleicht besser, die Schusterspähne wegzulassen und dafür die eingebundene Gliedmasse
bis zur Erhärtung des Verbandes
in eine Hängematte zu legen oder
mit einer seitlich angelegten
Schiene zu sichern. Ist der Verband einmal hart, so erwei-
sen sich wenige Binden als
ganz zulänglich; nur während
der Erhärtung muß man ihn be-
hutsam behandeln und das besorgt

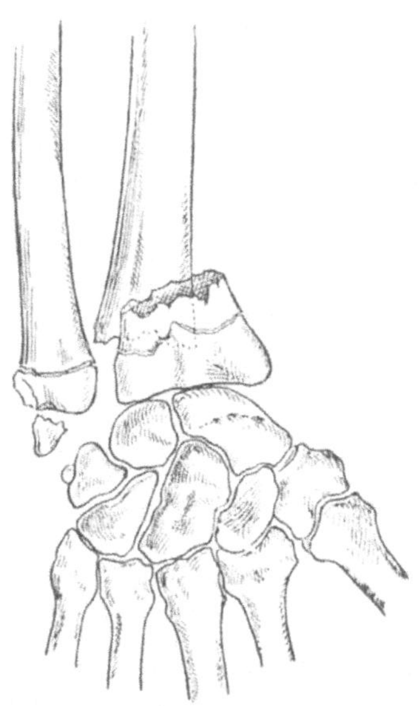

Abbildung 20. Querfraktur des
Radius mit totaler Verschiebung.
Abbruch des Stylus ulnae. Einrichtung sehr schwierig, mitunter nur auf blutigem Wege
erreichbar.

die Hängematte (Mitella oder Suspension mit Bindenzügel im
Bette) am besten. Die Erhärtung ist wohl in 24 Stunden zureichend, ist aber erst in zwei bis drei Tagen vollendet. Will man den
Verband spalten, so darf man das nicht früher tun, bevor er nicht
ganz hart ist. Um den Verband abzunehmen, benützt man ein
kräftiges Taschenmesser; setzt man es schief auf, so gelingt die
Trennung unschwer. Den Verband durch Aufschneiden und
Binden abnehmbar zu machen, ist sehr trügerisch. Diese Hülsen-
verbände fixieren nicht, decken aber doch zu, so daß Verkrümmungen lange dem Auge entgehen können.

Die Behandlung der Gelenkversteifung führt nur dann zum Ziele, wenn der Kranke guten Willens ist. Sie muß vor allem zur kraftvollen Faustbildung führen. Man zeige dem Kranken folgende Übungen: Jeder Finger wird einzeln hergenommen, insbesondere im Grundgelenke gebeugt, bis die Fingerspitze die Hohlhand berührt. Der stärkste Druck muß auf das erste Interphalangealgelenk ausgeübt werden, am besten so, daß die gesunde Hand mit dem Zeigefinger das Metacarpophalangealgelenk berührt und mit dem Daumen das erste Interphalangealgelenk niederdrückt. Beim äußersten Beugegrade, der erreichbar ist, soll mehrere Minuten lang verharrt werden. Im heißen Handbade geht es leichter. Die Übung soll den ganzen Tag gemacht werden. Zu den Kraftübungen geben die Verrichtungen des Alltages zureichend Gelegenheit, zum Beispiel das Anziehen eines Handschuhes, das Zuknöpfen, die Führung von Messer und Gabel. Die Palmarflexion der Handwurzel kann rücksichtslos forciert werden, die Dorsalflexion aber soll zuletzt geübt werden, erst wenn die Bruchstelle hart geworden ist.

Brüche der Hand.

Brüche der Handwurzelknochen.

Handwurzelknochenbrüche kann man mobilisierend wie Distorsionen behandeln, doch erzeugt man auf diese Art, wenn der Bruch durch die Mitte eines Handwurzelknochens geht, oft eine Pseudarthrose und diese verursacht gewöhnlich Beschwerden, bis die Exstirpation des Handwurzelknochens ausgeführt worden ist. Es wird deshalb in letzter Zeit empfohlen, die Handwurzel — aber nur diese — vier Wochen lang zu fixieren. Der Verband wird in Form einer Manschette mit einer gestärkten Binde derart angelegt, wie früher (Seite 36) beschrieben wurde. Die Finger müssen frei und zu jeder Verrichtung geeignet bleiben, müssen auch uneingeschränkt benützt werden. Eine Diagnose und Indikationsstellung wird selten ohne Röntgenbild gestellt werden können.

Brüche der Mittelhandknochen.

Die Frakturen der Metakarpen setzen häufig geringe Verschiebung der Bruchstücke und in einem solchen Falle legt man einen Ballen Watte in die Hohlhand und schließt die Hand mit Bindentouren zur Faust. Ist der Verletzte nicht allzu wehleidig, so wird man schon nach wenigen Tagen den Verband entfernen und die Hand gebrauchen lassen. Drängt eine Bruchzacke stärker gegen die Haut vor und gelingt die Reposition durch Druck und Gegendruck nicht, so ist die blutige Reposition angezeigt. Bleibt eine solche Dislokation bestehen, so muß sie zwar kein erhebliches Hindernis im Gebrauche der Hand abgeben, kann aber doch recht störend werden und dann kann eine Richtigstellung nicht mehr herbeigeführt, sondern nur die vorstehende Bruchzacke abgemeißelt werden.

Brüche der Fingerknochen.

Die Fingerfrakturen sind mitunter gar nicht leicht zu behandeln. Schief gebrochene Knochen haben gar keinen Halt; quer gebrochene behalten mitunter hartnäckig eine Knickung oder Drehung bei. Das Endergebnis ist, wenn schlecht, mehr kosmetisch als funktionell von Bedeutung, es sei denn, daß besonders feine Leistungen im Berufe des Verletzten liegen. Die Einrichtung erfolgt unter Einhaltung eines mittleren Beugegrades aller benachbarten Gelenke. Die Widerstände und die Neigung zu neuerlicher Verschiebung sind dann am geringsten.

Zur Sicherung der Einrichtung dient am besten die Stant-Masse der Zahnärzte; bei diesen sowie den Zahntechnikern kann man sie erhalten. Diese Masse erweicht in heißem Wasser und bleibt kurze Zeit weich genug, so daß man sie dem eingerichteten Finger anpassen kann; sie erhärtet in kaltem Wasser alsbald. Man legt also die Masse in heißes Wasser, und zwar so heiß, daß man nur einen Augenblick hineingreifen kann. Ist sie erweicht, dann walzt man sie zu einem fingerbreiten Streifen aus. Diese Schiene legt man wiederum ins heiße Wasser, bis sie ein wenig erweicht, und paßt sie in einer Schraubentour dem eingerichteten Finger an. Steckt man den Finger samt der Schiene ins kalte Wasser, so erhärtet sie augenblicklich und hält, da sie dem Finger unmittelbar anliegt, sehr gut in der Form, die man ihr vor dem kalten Bade gegeben hat. Mit Siegellack kann man sich vielleicht notdürftig behelfen. Hölzerne Fingerschienen oder Mundspatel befestigt man mit Heftpflaster, doch gelingt es schwer, eine zureichende Sicherung herbeizuführen, wenn die Fraktur renitent ist.

Brüche des Oberschenkels.
Brüche des Schenkelhalses.

Den Schenkelhalsbruch kann man meistens leicht erkennen, wenn er schon einige Tage alt ist; zu Beginn aber kann die Diagnose so schwer zu stellen sein, daß sie selbst an der Hand des Röntgenbildes noch unsicher bleibt. Deshalb mache es sich der Arzt zur Regel, in jedem verdächtigen Falle, die Möglichkeit einer Schenkelhalsfraktur wenigstens eine Woche lang festzuhalten. Kontusion der Hüfte stört das Gehvermögen gar nicht oder doch nur wenige Tage. Es ist aber auch schon oft beobachtet worden, daß Menschen trotz einer Schenkelhalsfraktur tagelang herumgingen, bis die zunehmende Verbiegung des Schenkelhalses oder der plötzlich eintretende vollständige Bruch die Diagnose zu stellen gestatteten. Die eigentümliche Struktur des Schenkelhalses — schwammiger Knochen —, die besondere Inanspruchnahme bei der Belastung — Form des Krahnes — und die Atrophie des Knochens, die sich hier früher als an anderen Stellen einstellt, führen zu diesen Eigentümlichkeiten.

Nicht immer bricht der Schenkelhals mit einem Schlage ganz durch. Es ist die intertrochantere Fraktur, die mitunter etappenweise durchbricht.

Bei vollkommenem Bruch verrät die schlaffe Lage des Beines, die Verkürzung und die Auswärtsrollung den Zustand gewöhnlich auf den ersten Blick. Hat das Bein aber, weil der Bruch unvollständig ist, seinen Halt noch nicht ganz verloren, dann lehrt die Besichtigung nichts. Sehr selten vermögen Menschen mit Schenkelhalsbruch das Bein, im Bette liegend, aufzuheben. Eine Kontusion hindert das nicht; aber es kommt vor, daß die Fraktur so unvollständig ist, daß auch diese Probe bestanden wird. Druck auf den Schenkelhals, gerade dort, wo er von der Arteria femoralis gekreuzt wird, ist fast immer schmerzhaft und

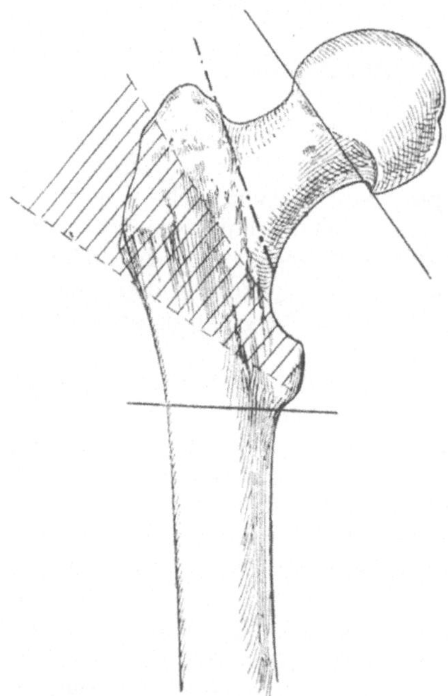

Abbildung 21. Die Fractura subcapitalis fällt in den obersten Strich. Die Fractura intertrochanterica fällt in den nächst unteren Strich (—.—.—.—.—.—) Die pertrochanteren Frakturen durchsetzen den schraffierten Abschnitt. Die Fractura subtrochanterica entspricht dem untersten Striche.

der Druckpunkt so umschrieben, daß man durch die Probe in der Diagnose Fraktur kaum je getäuscht wird. Unsicher ist der periphere Bruchschmerz, den man durch Stoß auf den Fuß des gestreckten oder auf das Knie des gebeugten Beines oder durch Stoß auf den Trochanter im Frakturgebiet erzeugt, denn nur der positive Ausfall dieser Probe entscheidet.

Aus der u n v o l l s t ä n d i g e n Fraktur entsteht, wenn die gebotenen Vorsichtsmaßregeln unterlassen werden, regelmäßig in ein bis zwei Tagen eine v o l l s t ä n d i g e Fraktur. So kann es vorkommen, daß eine Fraktur, die gleich nach der Verletzung nicht zu erkennen war, in ein bis zwei Tagen auf den ersten Blick zu erkennen ist. Hauptsächlich sind die Versuche aufzustehen, die der Verletzte macht, und die Bemühung der Angehörigen, die Leibschüssel unterzuschieben, die Hauptursachen des fortschreitenden Auseinanderbrechens. Das zu verhüten, ist die erste Aufgabe der Behandlung. Das ist aber mit so einfachen Mitteln zu erreichen, daß man dergleichen auch auf die Gefahr hin, Überflüssiges zu tun — bei falscher Annahme einer Fraktur — unternehmen kann. Man unterlasse das also nie, solange die Fraktur nicht sicher ausgeschlossen werden kann.

Das Bein wird durch ein in die Kniebeuge eingelegtes Kissen so unterstützt, daß Hüfte und Knie nahe an 45 Grade gebeugt sind. Das improvisiert man mit einem festen Polster. Federpolster sind hiezu ungeeignet, Diwan- oder Fensterpolster sind aber geeignet. Rollt man ein solches Polster zu einer Walze und umschnürt es mit Schnüren an zwei verschiedenen Stellen, so hat man es nur noch in eine Serviette oder in ein Handtuch einzuwickeln und kann es schon verwenden; es muß aber so hoch und fest sein, daß es das Knie beständig zirka 30 Zentimeter über der Bettunterlage hält. Damit verhütet man, daß sich die Ferse des gerade ausgestreckten Beines in dem durchgelegenen Bette fängt und nun das Bein, sowie der Kranke im Bette fußwärts rutscht, — besonders bei erhöhter Rückenlage — dermaßen auf die Bruchstelle einwirkt, daß der Schenkelhalswinkel mehr und mehr in einen rechten Winkel umgewandelt wird. Aber auch die Auswärtsrollung kann man bei gebeugtem Hüftgelenke weit sicherer korrigieren und korrigiert erhalten. Aus dieser Lage darf der Verletzte nicht gebracht werden; er darf nicht Seitenlage einnehmen, er muß Stuhl und Harn im Bett absetzen. Die meisten Verletzten ertragen diese Lage durch viele Wochen ohne Widerrede und ohne Schaden.

Dringend empfehlenswert ist eine Einrichtung, die es dem Kranken ermöglicht, sich ein wenig zu heben. Dadurch wird die

Pflege sehr erleichtert, ein Dekubitus verhütet, die Betätigung der Arme begünstigt und die Lüftung der Lunge gefördert. Die Rücken- und Gesäßhaut kann immer wieder einen Augenblick gelüftet und der Körper doch ein wenig gedreht werden. Das Unterschieben der Leibschüssel wird der Pflegerin und dem Kranken erleichtert. Diese Einrichtung kann man behelfsmäßig ersetzen, indem man das Bett zwischen zwei Kästen stellt (am Kopf- und Fußende) und ein Gasrohr oder einen Besenstiel quer überlegt. In hölzerne Zimmerdecken kann man an richtiger Stelle einen Haken einschrauben. Das Bettuch wird hergerichtet, wie das bei den Wirbelsäulenbrüchen beschrieben wurde.

Die Einrichtung der Schenkelhalsfraktur ist vorzunehmen, wenn die Auswärtsrotation des Beines deutlich ist. Die Verkürzung wird man nur bei Jugendlichen wirksam bekämpfen. In einem solchen Falle und bei besonders hochgradiger Verkürzung muß man sich damit befassen. Die Korrektur der Auswärtsrollung führt man am zweckmäßigsten auf dem oben geschilderten Keilkissen aus. Ist der Verletzte darauf richtig gelagert, so soll die Kniescheibe nahezu oder geradezu gegen die Zimmerdecke gerichtet sein. Ist das nicht der Fall, dann dreht man das Bein mit den Händen folgendermaßen einwärts: Die eine Hand umgreift die Condylen von oben oder wirksamer von der Kniekehle her, die andere Hand faßt den Fuß von oben in der Gegend zwischen Fußrücken und Knöchel. Mit dem Unterschenkel, der jetzt einen langen Hebelarm bildet, dreht man ganz allmählich das Bein einwärts. Nur wenn es so langsam geschieht, daß darüber Minuten vergehen, kommt man zum Ziele. Die Muskeln ziehen sich mächtig zusammen. Wenn man aber die erreichte Einrichtung noch einige Minuten festhält, so beruhigen sie sich und das Bein bleibt in der richtigen Stellung. Innerhalb einer oder mehrerer Stunden ist es wieder auswärtsgerollt und deshalb muß man die Pflegerin in dieser Technik unterweisen und den Verletzten aufmerksam machen, worauf es ankommt und was man erreichen will. Muß man die Einrichtung am ersten Tage vielleicht fünfmal ausführen, so ist es am zweiten nur noch dreimal nötig und später noch seltener.

Will sich der Verletzte ein wenig auf die Seite drehen, so soll er das nur nach der verletzten Seite tun; denn im entgegengesetzten Falle steigert er die Auswärtsrollung.

Will man die Verkürzung korrigieren, so muß man sich klar machen, daß sie nicht durch eine Längsverschiebung der Bruchstücke zustande kam, sondern dadurch, daß sich der stumpfe Insertionswinkel zwischen Schaft und Hals in einen rechten oder gar spitzen Winkel verwandelt hat. Es genügt also der einfache Zug durchaus nicht. Wirksamer ist eine kräftigere Abduktion; soll sie wirksam sein, so muß auch das andere Bein abduziert werden. Bei Erwachsenen, insbesondere bei alten Leuten, sind aber die Adduktoren schon so rigide, daß sie nicht nachgeben und daß die gewaltsame Abduktion eher zu einer Stauchung an der Bruchstelle führt. Es ist deshalb auch schon die Tenotomie empfohlen worden.

Bei Jugendlichen gelingt es schon besser, zum Ziele zu kommen, und dann verfährt man am besten folgendermaßen: Das Knie der g e s u n d e n Seite wird mit einem Stärkebindenverband in Streckstellung versteift, dann muß sich der Fuß dieser Seite gegen einen Schemel, den man ins Bett stellt, stemmen können. Nun zieht man an dem gebrochenen Beine bei mäßiger Abduktion mit aller Kraft einige Minuten lang an. Ein Zugverband mit vier bis sechs Kilo hält das Erreichte fest. Man kann nun entweder etappenweise vorgehen und mehrmals im Tage den Gewichtszug, der ununterbrochen wirkt, durch die eigene Kraft verstärken oder man narkotisiert und führt die Extension mit besonderer Kraft und so lange aus, bis die Korrektur gelungen ist. Hat man das Äußerste erreicht (das gebrochene Bein erscheint infolge der Abduktion im Hüftgelenke um ein bis zwei Zentimeter länger als das gesunde), so legt man einen gutsitzenden Gipsverband an; er muß sich der Taille fest anpassen und die Spina ilei gut umgreifen, so daß das Becken auf der gesunden Seite gehoben wird und die quere Beckenachse mit der Achse des verletzten Beines einen stumpfen Winkel bildet. Um die Abduktion des eingegipsten Beines auch beim Gehen, das später erlaubt wird, zu erhalten, muß der Schuh der gesunden Seite eine Erhöhung der Sohle um einige Zentimeter erhalten. Der steife Verband des gesunden Knies wird nun abgenommen.

Zum G i p s v e r b a n d e macht man sich eine Longette aus einer acht bis zehn Zentimeter breiten Binde zurecht. Die Longette reicht über den Tuber ossis ischii von der Taille bis zur Mitte der Wade. Eine zweite ebensolche Longette schneidet man in zwei Hälften von je 40 Zentimeter Länge und verwendet sie zur Verstärkung des Verbandes in der Leistenbeuge und über dem Kreuzbeine. Die Wattierung sei nicht reichlich, eine einfache Wattelage genügt. Diese Wattierung wird recht fest gebunden und dann wird mit den zirkulären Gipstouren begonnen. Die Longetten werden zwischen gelagert, werden also von einer Hilfskraft vorbereitet, während die erste Gipsbinde angelegt wird. Man muß gut verstreichen, damit zwischen den Touren keine Luftblasen bleiben. Mit drei Binden von 10 Zentimeter Breite und acht bis zehn Meter Länge wird man auskommen; denn dicke Menschen soll man nicht eingipsen, sie halten es schwer aus und der Gipsverband läßt sich nicht gut anmodellieren, er hängt dann mehr an dem Kranken, als er fixiert. Hat man den Verband mit wenig Watte angelegt und gut anmodelliert, so kann man ihn weit ausschneiden. Der Beckengürtel braucht nicht viel mehr als handbreit zu sein, soll aber die Spinae gut und sicher umfassen. Sowie der Verband erhärtet ist (zwei Tage), läßt man herumgehen. Der Absatz oder besser die Sohle des unverletzten Beines erhält vom Schuster zum Ausgleich der scheinbaren Verkürzung die erforderliche Auflage; sie sei anfangs so hoch, daß das gebrochene Bein bei geradem Stande den Boden nicht berührt. Zwei Monate später wird das Auftreten auf das gebrochene Bein gestattet und nun die Höhe der Auflage auf der gesunden Seite so bestimmt, daß man den Verletzten bloßfüßig aufstehen läßt und so lange unter das gesunde Bein Bücher unterschiebt, bis die Wirbelsäule gerade aufsteigt und die beiden Gesäßfalten in der Wagrechten stehen. Die Höhe der Bücherlage gibt dann die Höhe der Auflage auf den Schuh an. Während der Verletzte bisnun mit Krücken herumging, geht er dann mit einem Stocke.

Bei Jugendlichen festigt sich der Schenkelhals gewöhnlich innerhalb drei Monaten soweit, daß man nach dieser Zeit, bei Kindern auch früher, den Gipsverband abnehmen kann. Immerhin wird es sich empfehlen den Heilungsverlauf röntgenologisch zu kontrollieren und nicht ohne Verband auftreten zu lassen, solange die Bruchspalte noch klafft und nicht verkalkt ist.

Die Schenkelhalsfraktur der alten Leute ist die weitaus häufigste und heilt viel langsamer. Die Behandlung verläuft folgendermaßen. Es drängen ja verschiedene Umstände dazu, den Verletzten bald aus dem Bette zu bringen; man nötige den Verletzten dazu nicht, aber man kann schon nach einer Woche einen Versuch machen, wenn die Fraktur einigen Halt hat, sei es, daß sie unvollständig oder eingekeilt ist. Ist der gebrochene Knochen haltlos und hat sich eine stärkere Auswärtsrollung eingestellt, dann warte man, bis sich die Korrektur stabilisiert hat (drei Wochen). Geschieht das Heraussetzen mit der gebotenen Vorsicht, so ist es unbedenklich; es muß in vier Absätzen erfolgen:

1. Schwenkung im Bette um 90 Grade, die Beine hängen über den Bettrand. — Das dreieckige Kissen wird herausgenommen, der Kranke aufgesetzt, das Knie des verletzten Beines gestreckt, der gesunde Fuß unter die Achillessehne des verletzten

Beines geschoben. Beide Beine werden umfaßt: der Verletzte hilft nach, indem er sich mit Zuhilfenahme eines Hebers (des sogenannten Bettgalgens) hebt. Bei schwerfälligen und unbehilflichen Personen erfaßt eine Hilfskraft die übereinander gelegten Beine, die andere den Rumpf und auf Kommando wird auf einmal oder in Absätzen die Schwenkung ausgeführt. Gleichzeitig wird der Oberkörper gehoben und die Unterschenkel werden so heruntergelassen, daß der Verletzte am Bettrande sitzt. Unter die Füße kommt ein Schemel. Nun macht man eine Pause. Bei sehr zaghaften Menschen kann man die Schwenkung das erstemal so ausführen, daß das verletzte Bein samt Kissen herausgeschwenkt und dieses in dem Maße entfernt wird, als sich das Knie über den Bettrand begibt. Die zuerst beschriebene Art muß aber erklärt werden, weil sich der Verletzte nach wenigen Tagen auf diese Art selbständig aus dem Bette heraus und in das Bett hineinschwenken lernt.

2. Aufstellen auf dem gesunden Beine. Hat sich der Verletzte der vertikalen Haltung des Oberkörpers angepaßt, dann umfaßt man ihn, an der gesunden Seite stehend, folgendermaßen: Mit einer Hand umfaßt man die Taille, mit der anderen die Handwurzel seines Armes, den man sich um den Nacken schlingt. So kann man auch den schwersten Mann soweit aufheben, daß der Fuß der anderen (verletzten Seite) vom Boden abgehoben wird. Durch eine seitliche Neigung des eigenen Körpers ladet man sich den Verletzten auf die zugewendete Hüfte und hebelt ihn über diese in die Höhe. Man beweise das dem Verletzten an einer anderen Person. Der Kranke lernt Vertrauen fassen, die Pflegerin lernt die Handgriffe. Während der Kranke noch am Bettrande sitzt, umfaßt man ihn in der beschriebenen Weise. Auf Kommando stellt sich der Verletzte auf das gesunde Bein und richtet sich auf.

3. Wendung um 90 Grade auf diesem Standbein. — Zum Niedersetzen muß ein passender Sessel vorher ausgesucht werden. Polstersessel sind unzweckmäßig, weil sie in der Regel zu niedrig sind. Schreibtischsessel mit Armstützen sind brauchbar. Der Sessel muß fest sein, damit er verschoben werden kann. Er soll nicht zu hoch sein. Das Sitzbrett soll nicht höher, aber auch nicht wesentlich niedriger als die Kniekehle des aufrecht Stehenden sein, sonst ist das Niedersetzen und das Aufstehen erschwert. Zwei Armstützen sind von großer Wichtigkeit, weil sie das Niedersetzen und das Aufstehen sehr erleichtern und das Lüften des Gesäßes, sowie einen Wechsel der Sitzhaltung ermöglichen. Man polstere den Sessel nicht. Dieser Sessel wird neben das Bett gestellt und sobald der Kranke auf dem gesunden Beine aufrecht

steht, macht man mit ihm die Schwenkung um 90 Grade, ohne daß der gesunde Fuß den Boden verläßt.

4. Niederlassen in den Sessel. — Der Sessel wird von einer Hilfsperson dem Verletzten angeschoben, dieser greift mit beiden Händen nach hinten, faßt die Armlehnen und läßt sich langsam in den Sessel sinken. Der Sessel muß in diesem Augenblicke zuverlässig gehalten werden, damit er nicht nach hinten gleite.

Das Sitzen im Sessel muß ebenfalls nach bestimmten Regeln erfolgen, sonst können fehlerhafte Stellungen entstehen. Vor allem müssen Rücken und Gesäß vollständig und gleichmäßig der Rückenlehne anliegen. Die Oberschenkel müssen geschlossen, die Knie sowie die Hüftgelenke müssen rechtwinkelig abgebogen sein. Die Kniescheiben müssen also, eine wie die andere, genau nach vorn gerichtet sein. Es ist ein häufiger und folgenschwerer Fehler, daß sich die Menschen in dieser Lage so in den Sessel setzen, daß Hüfte und Knie nahezu gestreckt sind und der Unterschenkel der gesunden Seite den kranken aufgeladen behält. Auf diese Art wird aber die Auswärtsrollung des gebrochenen Beines gezüchtet und überdies ist die Lage unsicher und unbequem. Behandelt man von vornherein in Beugung des Hüft- und Kniegelenkes, so wird auch die richtige Haltung im Sitzen leicht einzuhalten sein. Nun zeigt man dem Verletzten wie er sich, auf die Armlehnen stützend, ein wenig heben kann und ferner, daß er am Stande der Knie jederzeit feststellen kann, ob eine Verkürzung besteht und wie groß sie ist, und das ist nicht belanglos, weil die Verkürzung regelmäßig erst beim Herumgehen merkbare Grade erreicht. Sollte anfangs eine Neigung zur Auswärtsrollung bestehen, so binde man die Oberschenkel knapp ober den Knien mit einem Handtuche zusammen. Man hat nur dafür zu sorgen, daß die Knie stets rechtwinkelig gebeugt seien, und die Kniescheiben gerade nach vorn sehen; dann kann nichts mehr geschehen. So bleibt der Verletzte gleich am ersten Tage mehrere Stunden sitzen und nach kurzer Zeit den ganzen Tag. Wünscht er den Leibstuhl zu benützen, so erhebt er sich auf sein gesundes Bein, hinter ihm werden die beiden Sitzgelegenheiten ausgewechselt und er läßt sich wieder nieder. Berührt der Fuß des gebrochenen Beines den Boden mit der Spitze, so schadet das nichts; er darf aber nicht die Körperlast übernehmen. Rollstühle sind selten so gebaut, daß sie verwendbar sind, daher ist es besser, den Kranken in den Zimmern mit seinem Lehnstuhle herumzuschieben. Zwei Leute können den Kranken mitsamt dem Sessel tragen. Man kann unter der Sitzplatte zwei Stangen durchschieben und dermaßen das Tragen erleichtern.

Beim Verlassen und Beziehen des Bettes werden Stehübungen gemacht, um das gesunde Bein zu kräftigen. Nach der Uhr wird die Zeit kontrolliert, während der Patient auf dem gesunden Beine steht. Später werden kleine Kniebeugen gemacht, und zwar immer so, daß sich der Verletzte an einem Tische oder einem sicher stehenden Nachtkästchen mit beiden Händen anhält.

Hat das gesunde Bein zureichende Standfestigkeit und der Quadriceps genügende Kraft erreicht, so kann man das G e h e n m i t K r ü c k e n beginnen. Greise haben darnach kein Verlangen, man zwinge sie auch nicht. Die Länge der Krücken bestimmt man nach der Entfernung der Fußsohle von der Achselhöhle bei militärischer Haltung. Am besten läßt man Krücken vom Bandagisten kommen, setzt sie dem im Bette gerade ausgestreckt liegenden Kranken (ohne Rückenlehne oder Pölster) in die Achselhöhle ein und macht nun in der Höhe der Fußsohle eine Kerbe. Da die Krücken Kautschukhülsen aufgesetzt haben, muß man die Krücke ein klein wenig höher abschneiden. Nun macht man den Kranken auf verschiedene Fehler beim Krückengehen und auf deren Folgen aufmerksam.

1. Die Krücken dürfen bei den ersten Gehversuchen nicht weiter als eine halbe Fußlänge vorgesetzt werden, sonst gleiten sie nach vorn ab oder das Bein schwingt nicht weit genug, so daß der Fuß hinter der Verbindungslinie der beiden Krückenstände stehen bleibt.

2. Die Krücken müssen handbreit nach außen vom Fuße stehen. Werden sie zu weit nach außen (lateral) gesetzt, so gleiten sie ab; werden sie zu eng gesetzt, so kann der Körper nicht durchschwingen.

3. Der Oberkörper muß stets nach vorn überhängen und die Augen müssen auf den Boden gerichtet sein, damit der Schwerpunkt des Körpers zwischen oder vor der Verbindungslinie der Krückenstandpunkte, nie aber hinter ihr liege.

4. Die Körperlast muß zu einem Teile von den Achselhöhlen, zum anderen Teil von den Handflächen abgefangen werden. Bei einseitiger Belastung kann es zu Krückenlähmung kommen.

5. Beim Stiegensteigen werden die Krücken auf die nächste Stufe vorgesetzt, wenn es abwärts geht, aber nicht beim Aufwärtsgehen.

6. Bei glattem Boden ist wesentlich erhöhte Vorsicht geboten, ebenso bei teppichbelegtem Boden.

Die heikelste Aufgabe ist zu bestimmen, wann das gebrochene Bein wieder belastet werden darf. Alle im Schrifttum angegebenen Termine sind unzulässig, denn es gibt Schenkelhalsbrüche, die gar nicht heilen (die subcapitalen und manche intertrochantere). Häufiger sind die unvollständigen Heilungen; sie machen den Eindruck vollkommener Festigkeit und der Verletzte geht auf einem solchen Beine nur mit Hilfe eines Stockes herum; er hat auch das Gefühl der Sicherheit, aber im Laufe der Monate nimmt die Verkürzung zu und kann sogar jahrelang zunehmen. Im Röntgenbilde sieht man zwar einen Callus, aber die Bruchlinie klafft, sie ist nicht von Knochenbälkchen überbrückt. Bei der Obduktion kann man am Sägeschnitte einen recht festen Halt beobachten; wenn man aber Gewalt anwendet, sieht man die Bruchspalte klaffen. Durch wiederholte Versuche gelingt es auch die beiden Teile genau an der alten Bruchstelle völlig auseinanderzubrechen. Man soll also die Verantwortung bei Angabe jedes Termines ablehnen, wenn kein Röntgenbild zur Verfügung steht, und soll den Verletzten aufmerksam machen, daß die Verkürzung, die er sich durch vorzeitige Belastung zuzieht, irreparabel ist. Jedenfalls halte man den Kranken, der den Versuch auf eigene Verantwortung anstellt, in fortgesetzter Beobachtung, damit die Verkürzung nicht zu hohe Grade erreiche, und setze damit nicht vor Ablauf einiger Monate aus. Die Messung erfolgt am besten so, daß der Verletzte auf einer Tischplatte, Bank oder auf dem Boden liegt, sich gerade ausrichtet und nun der Stand der Fersen oder Schuhabsätze gemessen wird. Im Bette, besonders wenn es durchgelegen ist, kommt man nicht zu sicheren Ergebnissen.

Die Pseudarthrose ist bei subcapitalen Frakturen sicher vorauszusagen; Ausnahmen sind nur bei jüngeren Menschen zu gewärtigen. Ohne Röntgenbild ist aber eine Vorhersage in den ersten Wochen gewöhnlich nicht möglich, weil die Diagnose meistens erst nach Ablauf dieser Zeit gestellt werden kann. Nach Ablauf von vier bis acht Wochen hat sich infolge zunehmender Atrophie des abgebrochenen Kopfes der Bruchspalt erweitert, die Lockerung ist genügend fortgeschritten, und man kann nun mit zureichender Sicherheit erheben, daß die Drehung des Beines nicht mehr im Gelenke erfolgt, sondern daß sich der Oberschenkel um die Längsachse der Diaphyse dreht. Der Trochanter bewegt sich also nicht mehr an der Peripherie eines Kreises, dessen Radius etwa fünf Zentimeter ist und dessen Mittelpunkt in der Mitte des Femurkopfes liegt, sondern er dreht sich um die Längsachse der Diaphyse, er rollt sich also nur mehr. Nach weiteren Wochen vermag man schon das Bein aufwärtszuschieben; es wird immer deutlicher, daß statt Festigung Lockerung eintritt. Das Schicksal ist nun besiegelt: der Mensch muß entweder sein Leben lang mit einem Stützapparate oder mit Krücken gehen oder aber er muß sich einer Operation unterziehen, die jedoch keine sicheren Aussichten eröffnet. Gehen solche Menschen ungeachtet der Warnung mit einem Stocke herum, so nimmt die Verkürzung erheblich zu, der Schenkelkopf wird völlig resorbiert, der Trochanter legt sich an die Hüftpfanne, die Trochanterwölbung schwindet, die Hüften werden asymetrisch, endlich kommt es zu Luxationsstellung mit Lordose und mit Schmerzen im Hüftgelenke und in der Wirbelsäule, die Verkürzung kann zehn Zentimeter und mehr betragen. Menschen, die nicht zu schwer, und nicht zu fett sind, kommen mit einem Schienenhülsenapparate recht gut aus, aber die Apparate kosten viel und sind oft reparaturbedürftig. Die zur Behandlung der Pseudarthrose angegebenen Operationen ergeben, so verschiedenartig sie sind, keine zuverlässigen Erfolge. Die Indikationsstellung muß dem Facharzte überlassen werden.

Kann man zunehmende Festigung der Schenkelhalsfraktur vermuten oder feststellen, so schiebt man den Termin, wo das gebrochene Bein belastet werden soll, trotzdem möglichst weit hinaus. Nur ein Röntgenbild gestattet, wenn man die Bruchspalte vollkommen überbrückt sieht, eine zuverlässige Äußerung. Keinesfalls lasse man vor Ablauf von 100 Tagen auftreten. Viele Chirurgen setzen heute den Termin schon mit einem Jahre fest. Unter allen Umständen behalte man den Patienten in den ersten Wochen, da er das gebrochene Bein belastet, gut im Auge. Sowie sich eine Verkürzung einstellt, muß die Belastung weitere zwei Monate ausgesetzt werden. Die entstandene Verkürzung versuche man durch energische und lang dauernde Abduktion (Sitzen nach Art der Türken) zu korrigieren.

Brüche des Oberschenkelschaftes.

Die Behandlung des Schaftbruches am Oberschenkel erfordert, wenn sie zu gutem Ende geführt werden soll, derartige Behelfe, daß der Arzt, der nicht darüber verfügt, die Behandlung nur dann übernehmen sollte, wenn es sich um Kinder handelt. Erwachsene sollen einer Anstaltbehandlung zugeführt werden.

Die Behandlung von Säuglingen und Kindern, bis etwa fünf Jahre, erfolgt in der bekannten Extension nach oben. Ein Strumpf, der bis zur Leiste reicht und der genügend eng ist, hält das Füßchen des Säuglings auch ohne Klebemasse, wenn man ihn feucht hält. Dazu verwendet man Wasser mit Glyzerin. Das Strumpfende verbindet man mit einem Bindfaden und schwingt diesen um eine Stange, die über dem Bette ist. Bei Kinderbetten ist das leicht mit einem Besenstiele zu improvisieren, den man über das Kopf- und das Fußende des Bettes legt. Die Schnur belastet man nur soweit, daß das Beinchen senkrecht eleviert bleibt. In drei bis fünf Wochen ist die Bruchstelle genügend fest, das Kind kann schon wieder in den Windeln liegen. Ist das Füßchen etwas größer, so muß man an dem Strumpfe schon seitlich Borten mit einem Spreizbrett anbringen. Nur achte man darauf, daß diese

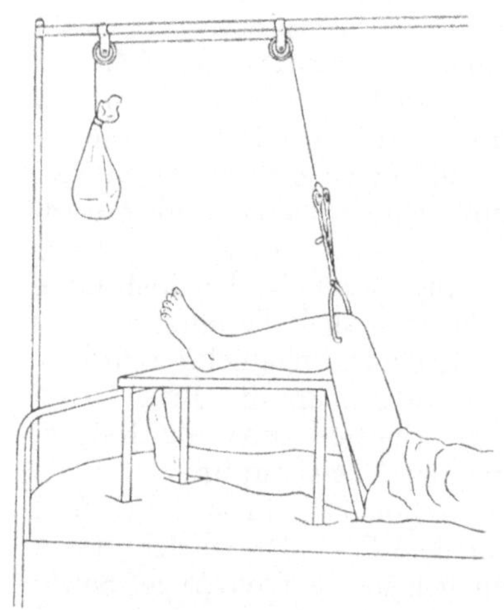

Abbildung 22. Der Zug erfolgt mit einer Zange, deren Spitzen in den Knochen eingreifen. Es ist das eine unentbehrliche Modifikation der von Schmerz angegebenen Klammer.

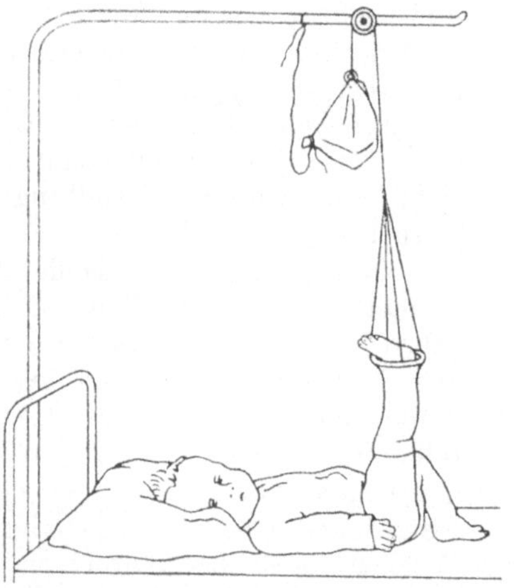

Abbildung 23. Extensionsverband für Säuglinge und kleine Kinder. In das untere Ende des Trikotschlauches oder Strumpfes ist ein Ring aus Holz oder Metall eingenäht, damit die Ferse nicht gedrückt werde. Der mit Steinen gefüllte Sack ist durch eine besondere Bindung vor dem Herabfallen gesichert.

Borten hoch genug angesetzt werden. Wird das verabsäumt, so bildet sich bald eine Falte über dem oberen Sprunggelenke und führt zu einem recht tief gehenden Dekubitus. Merkt man das, so muß sofort die Borte abgenommen und höher oben befestigt werden.

Auch bei Kindern im Alter von 10 bis 14 Jahren werden die einfachen Methoden noch zu befriedigenden Erfolgen führen, weil sich etwa entstandene Verkürzung und Verbiegung im Verlaufe des Knochenwachstumes weitgehend korrigieren.

Bei Erwachsenen steigern sich die Schwierigkeiten durch vier Umstände.

1. Das große Gewicht der Gliedmaße ist nur durch gewaltige Züge zu beherrschen.

2. Die außerordentlich kräftigen und langen Muskeln bedingen hochgradige Verkürzung und leisten großen Widerstand.

3. Da der Oberschenkel nur einen Knochen hat, geht jeder Halt verloren. Unvollständige Frakturen kommen hier kaum jemals vor. In dem mächtigen Muskeltrichter verlieren sich die Bruchenden völlig und lassen einen weiten Zwischenraum eintreten, in den sich Muskel oder ausgebrochene Knochenstücke einschalten.

4. Die heilende Fraktur ist durch das Körpergewicht, solange keine knöcherne Vereinigung erfolgt ist, umsomehr gefährdet, je stärker die Knickung der Bruchstelle ist, zumal da der Oberschenkel nur einen Knochen hat. Aus diesen Gründen ist der Erfolg in jedem Stadium der Heilung gefährdet. Mit der Nagelextension und den entsprechenden Lagerungsapparaten kann man dieser Schwierigkeiten wohl Herr werden und deshalb soll der Arzt, der diese Behandlung nicht einzuschlagen vermag, darauf bestehen, daß Verletzte dieser Art wenigstens die ersten vier bis sechs Wochen in einem Spitale verbringen. Mit den vervollkommneten Verfahren der neueren Zeit vermag man auch noch ein bis drei Wochen nach erfolgter Fraktur zufriedenstellende Erfolge zu erzielen.

Die zum Transporte erforderliche Sicherung und Ruhigstellung kann nicht etwa durch einen Petitschen Stiefel, sondern nur durch eine Schiene erzielt werden, die bis zum Schulterblatte reicht. Ein Besenstiel unter der Hose bis zum Hals hinaufgeschoben, wird genügen. Ein Gewehr kann diesem Zwecke auch dienlich sein. Einige Tücher um das Bein und den Besenstiel gebunden, werden eine gute Ergänzung sein. Den Stiefel ziehe man nicht aus, sondern verwende ihn zur besseren Sicherung, indem man den Besenstiel hineinschiebt. Hat man nur Baumäste zur Verfügung, so muß man sie um so fester an das Bein und den Körper binden. Fehlt alles, so bindet man beide Beine mehrfach und breit mit Handtüchern oder Riemen zusammen.

Ist eine Abgabe ins Spital undurchführbar, dann halte sich der Arzt gegenwärtig, daß eine Verkürzung des Beines durch Dislocatio ad longitudinem um wenige Zentimeter geringe funktionelle Bedeutung hat und leicht durch erhöhte Sohle ausgeglichen werden kann. Weit verhängnisvoller ist eine Verbiegung, denn sie stört die Gelenksexkursion und bedingt besonders lang die Gefahr zunehmender Knickung. Eine Verbiegung im Sinne der Valgitas (X-Beine) wird die Standfestigkeit und Gehfähigkeit mehr benachteiligen als eine Varitas, denn O-Beine sind tragfester. Aus diesen Gründen und weil man ohne Nagelextension jene Zugkräfte nicht aufbringt, die zum Ausgleiche der Dislocatio ad lon-

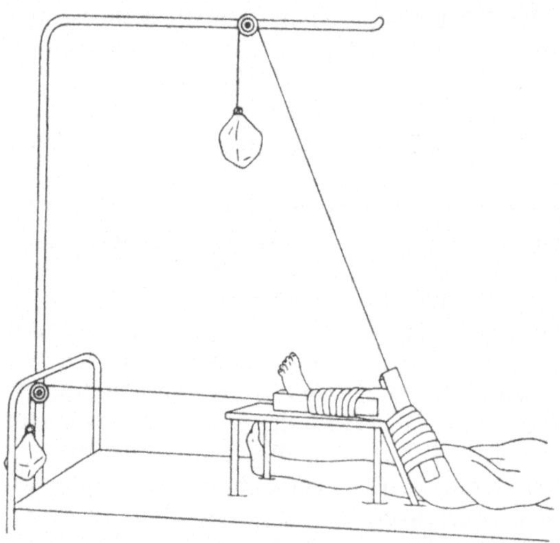

Abbildung 24. Notbehelf bei Behandlung des Oberschenkelbruches. Der Heftpflasterzug am Oberschenkel gestattet, weil zu kurz, nur eine Belastung von 3 Kilo. Der Zug am Unterschenkel mit 2 Kilo sichert nur die Richtung der Beinlage.

gitudinem erforderlich sind, dann aber auch weil die Haut sehr bald unter der Einwirkung stark gespannter Heftpflasterzüge leidet, verzichte der Arzt auf die Korrektur der Verkürzung und begnüge sich mit dem Ausgleiche der anderen Dislokationen.

Die Dislocatio a d a x i m erfordert um so größere Aufmerksamkeit, je kürzer eines der beiden Bruchstücke ist. Bei subtrochanteren Frakturen stellt sich das obere Bruchende um so mehr in Beugung, Abduktion und Auswärtsrollung, je kürzer es ist. Da man aber wegen des großen Muskeltrichters auf diesen Bruchteil keinen Einfluß nehmen kann, muß man das untere Bruchstück samt Unterschenkel in die geradlinige Fortsetzung des oberen bringen. Das Knie muß behufs Entspannung der Oberschenkelmuskulatur in Beugung erhalten werden. Die Dislocatio a d p e r i p h e r i a m zu korrigieren, bereitet oft erhebliche Schwierigkeiten, weil das Bett gewöhnlich durchgelegen ist und eine Mulde bildet, infolgedessen das Planum inclinatum, auf dem das Bein mit gebeugtem Knie liegt, immer nach innen

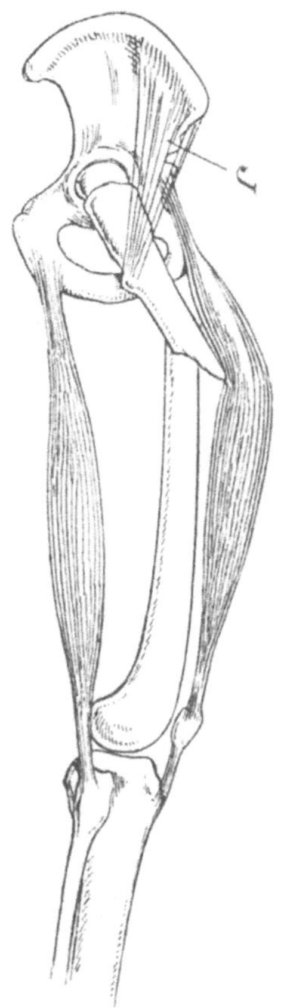

Abbildung 25. Subtrochantere Fraktur. Um den Biceps zu entspannen, muß man das Knie beugen. Der Quadriceps wird durch die Beugung im Hüftgelenke entspannt.

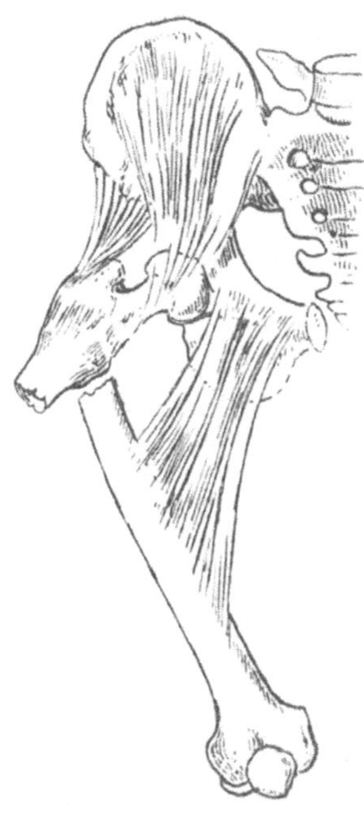

Abbildung 26. Subtrochantere Fraktur. Das obere Bruchstück stellt sich, wenn es durch die Fraktur entlastet wird, und zwar um so mehr, je kürzer es ist, unter der Wirkung der Glutaei in Abduktion, unter der Wirkung des Ileopsoas in Beugung und Auswärtsrollung. Das untere Bruchstück muß in die Fortsetzung des oberen gebracht werden.

rollt. Die Dislocatio a d l a t u s erreicht bei Oberschenkelbrüchen mitunter sehr hohe Grade, doch ist das ohne Röntgenbild lange nicht zu erkennen. Man kann den höheren Grad seitlicher Verschiebung erst durch die ungewöhnliche Dicke des Kallus, die

ungewöhnlich langsame Festigung (sie kann leicht sechs Monate
und weit länger dauern) erschließen. Diese Aufgabe wird der in
seinen Mitteln beschränkte Arzt in folgender Art zu lösen versuchen. Ist das Bett stark durchgelegen, dann legt man in die
untere Betthälfte ein Brett unter die Matratze oder auf die Matratze, wie es eben besser geht. Es ist ein unbequemer Notbehelf,
die Mulde mit Sandsäcken — anderes Material ist zu weich —
auszufüllen, bis das planum inclinatum wagrecht steht. Das Brett
muß also einen Quadratmeter messen. Ein Kistendeckel ist geeignet. Das Planum fertigt man aus einer Kiste oder läßt es vom
Tischler anfertigen. Der für den Oberschenkel bestimmte Schenkel
des Planum muß kürzer sein (zirka 25 Zentimeter) als der für
den Unterschenkel bestimmte. Um das Abgleiten des Beines zu
verhüten, nagelt man seitlich zwei schmale (zehn Zentimeter
breite) Bretter an. Nur an den Oberschenkel legt man einen Heftpflasterzugverband. Die Haare werden rasiert, die Haut mit
Benzin gereinigt; die seitlichen Heftpflasterborten werden mit
zirkulären Heftpflastertouren (Tour an Tour) gedeckt. Das
Spreizbrett sei nicht zu breit (zirka zwölf Zentimeter). Der

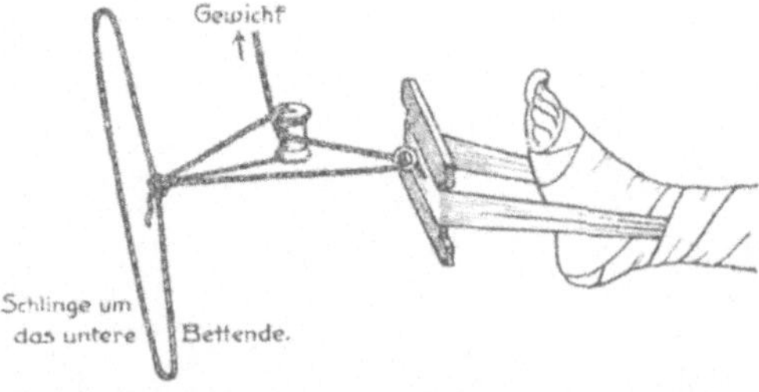

Abbildung 27. Behelf, um den gegen das Fußende des Bettes gerichteten
Zug um 90 Grade zu versetzen. Mit Hilfe einer Zwirnspule leitet man
die Rebschnur über den Bettrand hinunter.

Gewichtszug sei anfangs zwei Kilogramm, er kann nach einigen
Stunden auf vier Kilogramm gesteigert werden. Die Schnur wird
in der Richtung des Oberschenkels, also stark aufwärts geführt.
Die Schwierigkeit, in dieser Höhe eine Welle anzubringen, wird
man verschieden lösen. Steht am Fußende des Bettes ein Kasten,
so kann man die Schnur über diesen hinüberziehen oder über die
offen stehende Kastentür laufen lassen. Einen in der Wand fest-
sitzenden Haken kann man auch verwenden; man kann auch
einen Haken in die Zimmerdecke einschrauben lassen. Eine
Welle ist nicht gerade erforderlich, man kann die erhöhte Reibung
durch stärkere Belastung der Zugschnur überwinden, allenfalls

einen Draht statt einer Rebschnur verwenden. Die Reibungsstellen wird man mit Seife oder Öl schlüpfriger machen. Nie soll das Gewicht ganz abgenommen werden, sondern, wenn der Verletzte klagt, nur vorübergehend gemindert werden. Bildet der seitliche Heftpflasterstreifen Falten, dann erneuere man ihn ehe die Falten zu Dekubitus führen. Ohne Extension kann man nur mit sehr schlechten Aussichten behandeln; das planum muß man immer anwenden. Festigt sich die Bruchstelle langsam, so kommt es gewiß dazu, daß man ohne Zugverband wird weiter behandeln müssen, denn die Haut erträgt den Zugverband selten länger als vier Wochen. In letzter Zeit wird eine Klebepaste (Seite 71) empfohlen, die sehr gut von der Haut vertragen wird. Muß man mit dem Zugverbande aussetzen ehe die Bruchstelle fest ist, dann kann man nur durch einen Gipsverband oder erhöhte Aufmerksamkeit und ununterbrochene Kontrolle der Lage des Beines zu einem halbwegs guten Ergebnisse gelangen.

Erweist sich die Bruchstelle im Sinne einer Kontraktur (Knickung nach der Beugeseite offen) geknickt, weil das obere Bruchstück allzusehr im Hüftgelenke gebeugt ist, so wird man den Menschen, der jetzt nicht mehr in Extension liegt, auf die verletzte Seite legen und das verletzte Bein in der Hüfte maximal beugen. Diese Haltung wird man durch viele Stunden festhalten, sei es, daß der Verletzte das selbst besorgt, indem er beide Hände in der Kniekehle kreuzt, sei es, daß man diese Haltung mit einem Tuche erzwingt. Ist die Festigung der Bruchstelle etwas weiter vorgeschritten, so daß man den Verletzten auf den Sessel setzen kann, so bringt man das Bein in die Wagrechte, schlingt ein Handtuch über den Knickungswinkel und zieht dieses durch eingelagerte oder angehängte Gewichte (10 bis 20 Kilogramm), solange der Verletzte draußen sitzt, abwärts. Der Fuß, der auf einem zweiten Sessel ruht, muß an der Ferse oder Wade unterpolstert werden.

Erweist sich die Bruchstelle im Sinne der Varitas geknickt, so biegt man das O-Bein folgendermaßen gerade. Der Verletzte legt sich soweit an den Bettrand, daß das Knie herausragt. Hüfte und Knie sind gebeugt, die Hüfte auch abduziert. Nun legt man einen möglichst schweren Sandsack auf die Innenseite des Knies und drückt damit das Bein in stärkster Abduktion. Ist die Festigung vorgeschritten, so läßt man das Knie ausstrecken, legt den Sandsack auf den Unterschenkel oder Fuß und steigert infolge des langen Hebelarmes die Gewalt.

Es ist nicht schwer, den Verletzten für die Behandlung zu interessieren, da die Verkürzung durch das Geradebiegen des

Beines rasch und merklich abnimmt. Hat man ihn durch wiederholte Besuche in den ersten Tagen gut unterrichtet, so besorgt er das Weitere selbst. Da gewöhnlich beide genannten Verbiegungen zu korrigieren sind, so läßt man einige Stunden die eine, dann wieder die andere Korrektur ausführen. In der Nacht liegt das Bein am planum inclinatum. Die Korrekturen müssen so lange fortgesetzt werden, als sich die Bruchstelle federnd erweist. Das prüft man am besten so, daß man den Wiederhergestellten sich in militärischer Haltung aufstellen läßt und ihn nun auffordert, das gesunde Bein soweit als möglich vom Boden abzuheben. Visiert man von vorne, dann von der Seite, so merkt man die Zunahme der Verbiegung mit zunehmender Belastung. Der Verletzte hat dann auch das Gefühl unvollkommener Tragfestigkeit und des Federns. Erst bis diese Probe einwandfrei bestanden wird, kann man die Bruchstelle als gefestigt betrachten und die Korrekturversuche beendigen.

Kommt es ausnahmsweise zu einer Valgusstellung, dann setze man alles daran, diese so vollständig als möglich zu korrigieren. Lieber eine Varusstellung als die geringste Valgusstellung! Auch die Rekurvation ist funktionell schlechter als die Kontraktur. Legt man das gebrochene Bein über das gesunde hinüber, so wird man die Korrektur der Rekurvation nach den oben gegebenen Anleitungen wohl zuwege bringen. Kommt man aber so nicht zum Ziele, dann narkotisiere man und führe die Korrektur gewaltsam aus. Die Rekurvation korrigiert man so, daß sich der Kranke auf den Bettrand setzt und die Füße herabhängen läßt. Die Knickungsstelle wird durch ein Polster, das man dem Oberschenkel unterlegt, gehoben.

Um die Muskel vor Atrophie zu schützen — der Quadriceps ist der wichtigste —, hält man den Verletzten von Anfang an zu Bewegungen des Knies an. Man fordert ihn auf, das Knie zu strecken. Das gelingt anfangs nicht, doch gebe man nicht nach, bis der Verletzte den Quadriceps soweit innerviert, daß er hart wird. Diese Übung soll alle Viertelstunden wiederholt und immer eine Minute lang fortgesetzt werden. Später gelingt es schon, die Ferse von der Unterlage aufzuheben und mit der Uhr in der Hand möge der Patient die Fortschritte der Muskelkraft kontrollieren.

Bei Jugendlichen ist die Oberschenkelfraktur gewöhnlich schon in drei Wochen, bei Erwachsenen meistens erst später soweit fixiert, daß man vom Zugverbande zum Gipsverband übergehen kann. Die Gipsbinden sind beim Apotheker oder in der Verbandstoffabrik zu beziehen. Mit schmalen Binden kann man eine Gipshose nicht anfertigen, denn das dauert zu lang. Man benötigt von zehn Zentimeter breiten Binden etwa 40 Meter, wenn man einen mittelgroßen, schlanken Menschen mit einer solchen Gipshose versorgen will; dabei muß man aber den Gipsverband 24 Stunden lang vor dem Einbrechen und Verbiegen durch entsprechende Lagerung sichern. Will man sich die Gipsbinden selbst herstellen, so besorge man sich in der Schnittwarenhandlung eine

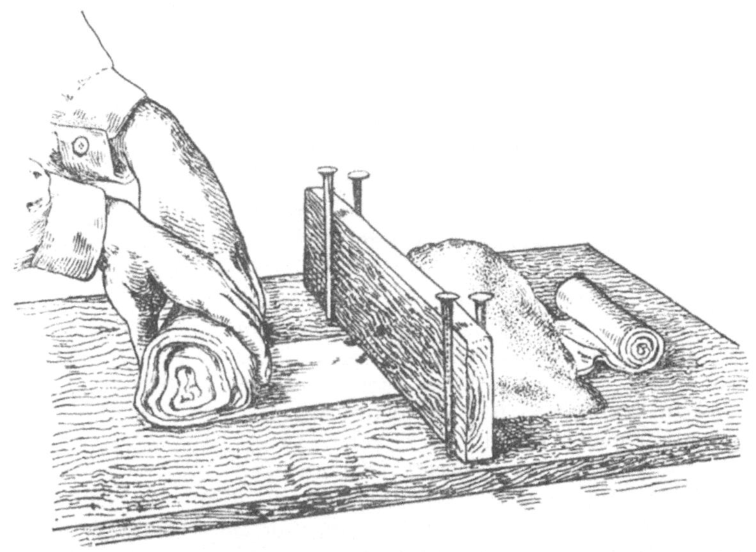

Abbildung 28. Die Gazebinde läuft rechts unter dem Gipsmehl ab. Das zwischen den Nägeln locker eingespannte Brett ist schwer genug, um den Gipsüberschuß abzustreifen. Links wird die mit Gipspulver in ihren Maschen gefüllte Binde locker aufgewickelt.

Lage Organtin und reiße Binden ab, die mindestens zehn Zentimeter breit sind. Diese rollt man dann locker auf und hat nun appretierte („blaue") Binden. Diese oder besser noch die allgemein verwendeten Gaze- oder Mullbinden — Kalikotbinden sind für diesen Zweck nicht verwendbar — imprägniert man mit feinstem Alabastergips, den man beim Drogisten kauft. Der Gips muß in Blechschachteln aufgehoben und vor Nässe sorgfältig behütet worden sein. Die Binden zieht man durch den Gips und rollt sie auf. Das geschieht so, daß man Gipspulver auf ein Brett häuft und auf einer Seite die Binde ablaufen läßt, dabei durch den Gips zieht und auf der anderen Seite locker aufwickelt. Man achte darauf, daß nur soviel Gips zwischen den Touren bleibe, als die Maschen der Gaze fassen können. Am besten ist es, die Binden einen Tag vor dem Gebrauche anzufertigen. Sie sollen nicht lang aufbewahrt werden. Muß das aber doch geschehen, dann wickle man sie mit Papier ein und hebe sie an einem trockenen Orte auf. Zum Verbande benötigt man einen Kübel mit sehr warmem Wasser, in das man zwei bis drei Löffel Kochsalz wirft. Man muß unbedingt so viel Wasser haben, daß die eingelegte Binde vollkommen untertaucht, und noch etwas zum Nachfüllen. Die Binde bleibt so lange darin, bis keine Luftblasen mehr aufsteigen. Wie man diese Binde entnimmt, muß sofort eine zweite eingelegt werden, damit sie sich ansauge, während die erste angelegt wird. Die Gipsbinde wird vor ihrer Anlegung so ausgedrückt, daß sie nicht zu viel Gips verliere, wohl aber den Überschuß an Wasser. Zwischen den Bindentouren darf keine Luft bleiben, sie müssen also gut verstrichen werden. Wer über die erforderliche Übung nicht verfügt, unterlasse den Kochsalzzusatz, weil sonst der Gips zu rasch fest wird. Falten sollen vermieden werden und deshalb bestelle derjenige, der nicht gut faltenlos wickeln kann, jemand mit einer Schere und lasse die Binde so oft abschneiden, als er genötigt wäre, eine Falte zu machen. Die besonders beanspruchten Stellen (Hüftgelenk hinten und vorn, Kniegelenk hinten) festigt man mit 20 bis 25 Zentimeter langen Gipslongetten, die man von einer Hilfsperson anfertigen läßt, während man die Gliedmaße einwickelt.

Zumeist werden die Gipsverbände zu dick gemacht und zu stark wattiert. Allerdings muß man, um mit dünnen Gipsverbänden auszukommen, Vorsorge treffen, daß sie nicht vor ihrer vollständigen Erhärtung (das dauert mindestens vier bis zwölf Stunden) durch die Unterlage oder durch unzweckmäßige Bewegungen des Kranken eingedrückt oder geknickt werden. Am sichersten sind die eingegipsten Gliedmaßen in einer Hängematte, die man mit einigen dreieckigen Tüchern bildet. Wenn man den Gipsverband während des Anlegens und nach dem Fertigstellen mit Tüchern abwischt, um das überschüssige Wasser zu entfernen, härtet der Gips schneller. Ist infolge des Milieus Ungeziefer für später zu befürchten, so streut man, bevor der Gipsverband angelegt wird, Insektenpulver oder Naphthalin auf die Watte und Kalikotbinde. Die Kalikotbinde muß recht fest und faltenlos liegen, die Gipsbinde soll aber nicht angezogen werden, sondern nur glatt laufen. Sehr große, besonders aber dicke Menschen sollte man nicht eingipsen, denn sie ertragen den Gipsverband schlecht und vor allem, der Verband sitzt immer locker.

Ist man genötigt einen gebrochenen Oberschenkel einzugipsen, ehe er so fest ist, daß man das Hüft- und Kniegelenk strecken kann, ohne daß sich die Bruchstelle dabei verbiegt, so verfahre man folgendermaßen: Der Gipsverband wird über den Zugverband angelegt, der erst nach Erhärtung des Gipsverbandes abgeschnitten wird. Der Kranke wird also im Bette liegend unter Fortdauer der Extension eingegipst. Dazu benötigt man erst ein Brett von etwa einem Quadratmeter, einen Schemel und eine Beckenstütze. Die Beckenstütze kann man mit einem Bierkrügel, das man in ein Tuch einwickelt, oder noch besser mit einem ähnlichen, unzerbrechlichen Gegenstande (Bügeleisen) improvisieren. Der Schemel soll annähernd die gleiche Höhe haben. Zuerst schiebt man unter das planum inclinatum das Brett, dann hebt man den Kranken so hoch, daß man die Beckenstütze unter das Kreuz und den Schemel unter die Brustwirbelsäule schieben kann. Nun entfernt man das planum inclinatum. Während dieser Zeit muß aber der Zugverband ununterbrochen fortwirken. Den Unterschenkel suspendiert man mit einer breiten Binde an einem über dem Bette hinziehenden Gasrohre. Nun wird die Gipshose angefertigt und ausgeschnitten. Da Hüft- und Kniegelenk gebeugt bleiben, muß man an diesen Stellen mit Longetten (Seite 72) den starren Verband verstärken. Ist der Gipsverband oberflächlich erhärtet, so entfernt man den Schemel und die Beckenstütze, je später umso besser, schiebt das planum inclinatum unter, läßt aber den Unterschenkel in Suspension, damit er sich im Bereiche der Wade nicht platt drücke. Man beachte, daß die Gipsbinden nicht in der Kniekehle Falten bilden oder eingedrückt werden. Nach 24 Stunden entfernt man das planum inclinatum, schneidet die Heftpflasterzüge knapp ab und deckt, wenn man will, diese Lücken mit einer Gips- oder gestärkten Binde. Nun kann der Patient im Gipsverbande herumgehen und jede beliebige Lage im Bette wählen.

Der Gipsverband wird am besten abgenommen, nachdem der Kranke samt dem Verbande ein Bad genommen hat. Ist das nicht möglich, so lasse man, eine Stunde bevor man kommt, reichlich Bauschen mit warmem Wasser auflegen. Man kann dann mit einem guten Taschenmesser aufschneiden, muß es aber nur ebenso wie beim Schneiden des Pappendeckels schief ansetzen. Läßt man in die Schnittlinie Essig tropfen, so erleichtert das die Arbeit.

Das Herumgehen mit Krücken kann man gestatten, sobald sich der Verletzte dazu imstande fühlt. Die Belastung des Knochens darf natürlich erst erfolgen, wenn sich die Bruchstelle

tragfest erweist und bei Belastung nicht verbiegt. Auch dann
dränge man den Patienten, wenn er sich im übrigen gutwillig
erweist, nicht zu sehr zum Gehen mit dem Stocke, denn R e f r a k -
t u r e n sind gerade bei Oberschenkelbrüchen nicht selten und
können selbst nach Monaten auftreten. Meistens kommen sie
durch Fall zustande. Plötzlicher Schmerz, selten Krachen, dagegen sofortiges Unvermögen das Bein zu dirigieren, überzeugen
den Menschen untrüglich, daß das Bein wieder gebrochen ist.
Damit ist aber nicht gesagt, daß alles von vorn anfängt und die
Zeit seit der ersten Fraktur vergeblich verstrichen ist. Die Refrak-
tur ist eine Infraktion, denn es brechen nur die Knochenbälkchen;
der knorpelharte Kallus ist zu elastisch, er hält in der Regel stand.
Aus diesen Gründen bleiben die Bruchstücke miteinander in Zu-
sammenhang und die Festigung erneuert sich dann gewöhnlich
schon in drei bis vier Wochen. Man lasse aber eine solche Gelegenheit zur Korrektur bestehender Verkrümmungen nicht unge-
nützt verstreichen. Bei hochgradiger seitlicher Verschiebung (sie
kann fünf Zentimeter betragen) der Bruchstücke und bei Zwischen-
lagerung der Muskel, kann es ein Jahr bis zur Festigung dauern
und sie kann immer notdürftig bleiben, so daß der Verletzte nie
das Gefühl voller Tragfestigkeit erlangt.

G e h v e r b ä n d e , das heißt Verbände, mit denen der Verletzte trotz mangelnder Festigung auf den Fuß (ohne Gehbügel)
auftritt, können allzu leicht zu Verbiegungen führen, denn der
gewaltige Muskeltrichter gestattet nicht, die Bruchstücke zureichend fest zu umfassen, und bietet ihnen zu großen Spielraum.

Die G e l e n k ü b u n g e n nach Abnahme des starren Verbandes macht der Verletzte am besten so, daß er Kniebeugen ausführt. Mit den Händen hält er sich am Rande eines schweren
Tisches fest und läßt sich langsam nieder und richtet sich wieder
auf. Im heißen Bade oder im Dampfbade geht das natürlich
schmerzloser.

Die Verkürzung muß bei geringen Graden durch einen
erhöhten Absatz, bei höheren Graden auch durch Erhöhung der
Sohle ausgeglichen werden.

Brüche des Oberschenkels am unteren Gelenksende.

Die s u p r a k o n d y l ä r e Fraktur des Oberschenkels, also
der Bruch im unteren Drittel, stellt meistens die schwierigste Aufgabe und ich möchte ganz besonders vor der Behandlung dieser Fraktur mit unzureichenden Mitteln warnen. Infraktionen kommen in
dieser Gegend auch bei Jugendlichen selten vor und die Frakturen
sind überaus schwer einzurichten, wenn man nicht Nagelextension

anwenden kann. Auch wenn das Gelenk von den Bruchlinien nicht erreicht wurde, kommt es bei schlechter Heilung zu schwerer Beeinträchtigung des Kniegelenkes. Je näher der Bruch dem Kniegelenke ist, um so schwerer ist die Behandlung.

Kann sich der Arzt dem Zwange der Behandlung nicht entziehen, so behandle er unter allem Vorbehalte auf dem planum inclinatum in möglichst starker Beugung des Knies und gehe nicht früher in Streckung über, ehe nicht gute Konsolidation eingetreten ist. Den Versuch einer Einrichtung wird er vorher wohl machen und das geschieht bei gebeugtem Knie, gelingt aber selten und noch seltener bleibt die Einrichtung bestehen. Die Heilung dauert, da die Bruchflächen gewöhnlich ganz außer Kontakt gekommen sind und das Periost an dieser Stelle recht dürftig ist, sehr lang und ist vor vier Monaten nicht zu gewärtigen. Gewöhnlich dauert es ein halbes Jahr und auch länger. Da man bei gebeugtem Knie eine Abweichung von der geraden Linie leicht übersehen kann, sei man auf der Hut, untersuche mitunter bei möglichst gestrecktem Knie und lasse ja keine Valgitas zu. Gerade bei dieser Frakturform feiert die Nagelextension Triumphe und ist geradezu unentbehrlich.

Die Infraktion korrigiert man in lokaler oder allgemeiner Anästhesie, indem man in die Kniekehle eine Schlummerrolle oder die linke Faust drückt, den Unterschenkel bei gebeugtem Knie überhängen läßt

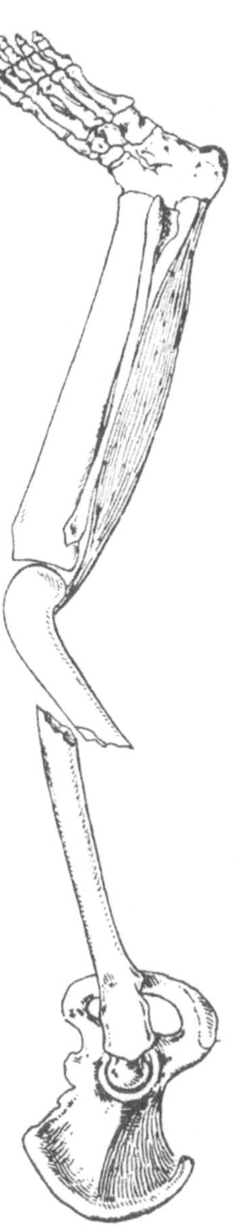

Abbildung 29. Suprakondyläre Fraktur. Das untere Bruchstück wird durch die Wadenmuskulatur in die Kniekehle gezogen, und zwar um so mehr, je kürzer es ist. Der Zugverband muß also bei gebeugtem Knie und gebeugtem Fuße wirken.

und mit der anderen Hand die Beugung im Knie gewaltsam steigert oder das Condylenende des Femur gewaltsam niederdrückt. Immer wird das untere Bruchende von den Wadenmuskeln in die Kniekehle gezogen und diese abgebrochene und niedergezogene Kappe ist nur schwer dem oberen Bruchende wieder aufzustülpen. Brüche, die in das Kniegelenk hineinreichen, erfordern vor allem die Entleerung des Hämarthros (des Blutergusses im Gelenke). Der Gipsverband, den man bei suprakondylären Frakturen des Oberschenkels anlegt, hat in der Regel das Knie in Beugestellung zu fixieren. Man legt deshalb dem Beine vom Tuber ischii bis zur Ferse eine Gipslongette an der Beugeseite (ohne Wattierung) an und läßt diese bis zum nächsten Tage hart werden. Damit die Longette (Seite 72) nicht auf der Unterlage des Planum inclinatum verdrückt werde, legt man das Bein zweckmäßigerweise in eine Hängematte, und zwar derart, daß man den Unterschenkel mit zwei breiten Binden (eine unterhalb des Knies, die andere über die Ferse ziehend) suspendiert. Dazu benötigt man wieder ein Gasrohr, das über das Kopf- und das Fußende des Bettes zieht. Am folgenden Tage kann man sehr leicht den Verband durch einige Lagen zirkulärer Touren vollenden, weil das Bein in der fest haftenden Gipshohlschiene leicht gehalten werden kann.

Brüche am Kniegelenke.
Kniescheibenbrüche.

Die zweckmäßigste Behandlung des queren, das ist des häufigsten Kniescheibenbruches ist die Naht, denn auf unblutigem Wege ist eine Querfraktur nicht zu knöcherner Vereinigung zu bringen. Die operative Behandlung ist so einfach und sicher, sie bietet so große Vorteile, daß man sie immer ausführen sollte, wenn nicht eine besondere Gegenanzeige (Alter, Krankheit) besteht. Die Operation ist aber nicht immer gleichermaßen notwendig. Das richtet sich darnach, ob der Reservestreckapparat erhalten ist. Die Kniescheibe ist ja in der Strecksehne, wie das Uhrglas im Reifen, eingelassen. Wird nun die Kniescheibe durch direkte Gewalt (Schuß, Stoß) zertrümmert (Sternfraktur), so vermag der Mensch das Knie dennoch zu strecken, denn zu beiden Seiten der Kniescheibe zieht die Strecksehne, die Gelenkskapsel verstärkend, zur Tibia. Anders beim Querbruche. Da wird die Kniescheibe über die Facies patellaris gebogen und dann gebrochen. Nur selten hört die Gewalt auf, sowie der Knochen gebrochen ist; dauert sie fort, so wird die Gelenkskapsel trotz der Verstärkung durch die Quadricepssehne quer aufgerissen. Von der

Länge dieser Einrisse hängt es ab, ob das Knie trotz des Knochenbruches gestreckt werden kann.

Man untersucht so, daß das Knie von der in die Kniekehle geschobenen Hand gehoben wird. Dadurch wird die Bruchstelle besser sichtbar und tastbar. Ist das Knie nun stumpfwinkelig gebeugt, so fordert man den Verletzten auf, den Fuß von der Unterlage abzuheben und das Knie zu strecken. Gelingt das einigermaßen, so wird man ohne Operation ein wenn auch nicht sehr sicheres, so doch gut bewegliches Knie auch mit unblutiger Behandlung erreichen. Gelingt diese Streckung aber nicht, ist also der Reservestreckapparat zerrissen, dann ist die Operation nicht zu umgehen, denn eine aktive Streckung ist zu sicherem Gange, besonders bergab, unentbehrlich.

Die unblutige Behandlung geht darauf aus, die Diastase der Bruchstücke möglichst zu vermindern. Zuerst muß der Gelenkserguß beseitigt werden. Ist er so groß, daß die Bruchstücke darauf schwimmen, so muß man mit einem dickeren Troikart punktieren. Die Gerinnsel sind schwer herauszubringen, Spülungen steigern die Infektionsgefahr und nützen wenig. Flüssigen Gelenkserguß wird man mit elastischer Einwicklung und Massage wegbringen. Von allem Anfang an wird man den Quadriceps massieren und üben. Alle Stunden soll ein Kissen unter das Knie geschoben und das Knie aktiv gestreckt werden. Zweckmäßiger ist es, einen Bindenzügel unter der Kniekehle durchzuziehen und an diesem das Knie vom Verletzten hochziehen zu lassen. Dazu gehört ein Kleiderständer, den man an die Seite des Bettes stellt. Über einen seiner Arme zieht man die Schlinge und legt deren Enden dem Verletzten in die Hand. Sowie er anzieht, hebt er das Knie von der Unterlage ab und kann nun durch aktive Streckung den Fuß vom Bette auf in die Luft heben. Ist der Erguß im Knie völlig beseitigt, so bemüht man sich, die zwischen den Bruchhälften klaffende Spalte zum Verschwinden zu bringen. Blutgerinnsel und die fetzigen Rißenden der Quadricepssehne lassen eine unmittelbare Berührung nicht zustande kommen. Am nachteiligsten ist, daß sich das untere Bruchstück der Kniescheibe meistens so aufstellt, das seine Bruchfläche nicht jener des oberen Bruchstückes zugewandt ist, sondern der Haut. Diese Stellung soll jedenfalls behoben werden, doch ist sie ohne Röntgenbild schwer zu erkennen, noch schwerer ist aber sicherzustellen, ob sie zureichend behoben worden ist. Man bemüht sich, durch Heftpflasterzug das Geforderte zu erreichen. Die Erfolge sind so gering, daß bei gut erhaltenem Reservestreckapparate sofort mit Bewegungen begonnen werden kann, sonst aber operiert werden soll.

Ist man zur unblutigen Behandlung genötigt, obwohl der Bruchspalt weit klafft, so führt man das nach Beseitigung des Gelenksergusses folgendermaßen aus: Das Bein wird, um den Quadriceps zu entspannen, im Hüftgelenke gebeugt, im Knie gestreckt. Ein Brett von 20 bis 30 Zentimeter Breite und ein bis eineinhalb Meter Länge dient als Unterlage. Es ragt über das Fußende des Bettes hinaus und reicht bis zur Gesäßfalte. Auf dieser schiefen Ebene befestigt man das Bein mit Bindentouren; nun legt man einen daumenbreiten, 40 Zentimeter langen Heftpflasterstreifen mit dem mittleren Abschnitte so über den oberen Rand der Kniescheibe, daß man sie damit herunterziehen kann. Ist das geschehen, dann schlingt man die beiden Enden unter Zug nach hinten und kreuzt sie in der Kniekehle. In derselben Weise sucht man das aufgerichtete untere Bruchstück niederzudrücken, indem man mit einem zweiten Heftpflasterzuge am unteren Rande der Kniescheibe angreift. Die Enden des Streifens sind nun gegen den Oberschenkel gerichtet und werden an seiner Beugeseite unter Zug kreuzweise befestigt. Die Heftpflasterstreifen machen, stark angezogen, Längsfalten und diese verursachen Dekubitus. Es ist deshalb besser, ein Stück Kautschukbinde (zehn Zentimeter lang und zwei bis drei Finger breit) jederseits durch Nähte mit Heftpflaster zu verbinden. Der Kautschukteil dieses ebenfalls 40 Zentimeter langen Streifens kommt auf den Rand der Kniescheibe, paßt sich besser an und gestattet einen kräftigeren Zug. Gewöhnlich werden die Streifen nicht länger als ein bis zwei Wochen ertragen. Massage und aktive Bewegungen dürfen auch während dieser Zeit nicht vernachlässigt werden. Dann folgt zumeist ein steifer Verband in Streckstellung des Knies für weitere drei Wochen. Der Erfolg dieser Maßnahmen ist so gering, daß es wohl besser ist, die mobilisierende Behandlung von Anfang an einzuleiten. Vom ersten Tage an wird der Quadriceps massiert, das Knie aktiv gestreckt und elastisch eingewickelt. Nach einer Woche beginnt der Verletzte mit einem Stocke zu gehen. Nun wird auch das Knie selbst massiert, die anderen Verfahren werden fortgesetzt. So gelingt es, den Verletzten nach drei Wochen gehfähig zu machen, doch ist die Gefahr groß, daß er fällt und die fibröse Vereinigung der Kniescheibe reißt. Auf ebenem Boden wird er sich gut, auf unebenem und auf Stiegen aber schwer und unsicher bewegen. Er wird außerstande sein mit dem verletzten Fuße voran auf einen Sessel zu steigen oder mit dem gesunden voran herunterzusteigen.

Brüche der Gelenksenden des Kniegelenkes.

Diese Brüche sind so mannigfaltiger Art und bedürfen deshalb so verschiedener Behandlung, daß nur folgendes hervorgehoben sei. Ohne Röntgenbild ist eine richtige Indikationsstellung unmöglich. Ist das Gelenk in seiner Festigkeit erheblich gestört, so suche man, wie in allen ähnlichen Fällen, den Erguß durch oft wiederholte elastische Einwicklung und Massage des Quadriceps ehestens zur Aufsaugung zu bringen. Gelingt das innerhalb zweier Tage nicht, dann punktiere man das Gelenk mit einem nicht zu dünnen Troikart neben der Quadricepssehne. Das Exsudat drückt man vorher möglichst an die Punktionsstelle, um für das Instrument Spielraum zu gewinnen und dem Knorpel ausweichen zu können. Der Punktion folgt wieder die elastische Einwickelung. Das Knie soll mehrmals im Tage den Beugegrad wechseln. Überstreckung ist nicht erwünscht. Man halte den Verletzten an, den Streckmuskel wenigstens zu innervieren, wenn schon aktive Beugung und Streckung nicht möglich sind. Varitas schadet im Endergebnis weit weniger als der geringste Grad von Valgitas. Diese Behandlung setzt man etwa zwei Wochen fort und gibt dann — bei schwereren Verletzungen — einen starren Verband in nicht ganz vollkommener Streckung. Diesen läßt man etwa zwei Monate liegen. Das führt man wieder so aus, daß dem Beine an der Beugeseite eine Gipslongette angelegt, diese sofort mit einer Kalikotbinde festgebunden wird und nun das Bein mit drei bis vier breiten Kalikotbinden in Suspension nach Art einer Hängematte gehalten wird. Am nächsten Tage vollendet man den Gipsverband. Nach Abnahme des starren Verbandes folgen passive und aktive Bewegungen. Unter das Knie werden immer höhere Rollen gelegt, dann wird das Bein über den Bettrand hinaus gestreckt, so daß der Unterschenkel mit seinem Gewichte herabsinkt und das Knie beugt. Dabei soll aktive Streckung geübt werden. Zuletzt kommen Kniebeugen.

Varitas, besonders aber Valgitas, korrigiert man vor Anlegung des starren Verbandes mit einem Bindenzügel, den man nach Erhärtung des Gipsverbandes herauszieht, oder man legt eine Latte (eine nicht biegsame Holzschiene) bei Valgitas außen, bei Varitas innen an, unterpolstert die aufliegenden Enden und befestigt mit Bindentouren, die insbesondere in der Gegend des Knies fest angezogen werden, vor der Erhärtung des Verbandes. Sollten die Enden der Schiene den Gipsverband eindrücken, so muß man die Schiene längstens nach zwölf Stunden beseitigen und die eingebeulten Stellen des Gipsverbandes ausschneiden.

Der Verband muß bis ans Perineum reichen. Da das bei kurzen dicken Beinen schwer zu erreichen ist, aber gerade dort besonders nötig ist, wird man gut tun, den Verband mit einem Beckengurt als Hose anzulegen und erst später den oberen Teil wegzuschneiden. Ist die Wade schlank, das Bein somit nach unten verjüngt, so gleitet der Verband allmählich hinab und schneidet dann am Fußrücken ein. Um das zu verhüten nimmt man die Ferse in den Verband mit. Man schneidet dann wohl soweit aus, daß das obere Sprunggelenk bewegt werden kann, läßt aber die Ferse umfaßt.

Brüche des Unterschenkels.

Brüche des Tibiakopfes.

Frakturen des Tibiakopfes setzen sich häufig in das Kniegelenk hinein fort. Die Behandlung hängt in einem solchen Falle davon ab, wie weit das Gelenk zerstört worden ist. Zumeist weisen solche Brüche keine abnorme Beweglichkeit auf. Die schwammige Struktur dieses Knochenabschnittes hat zur Folge, daß der Knochen nicht auseinanderbricht, sondern sich ähnlich einem morschen Holze verhält, das zum Beispiel von einem Wagen überfahren wurde. Besondere fixierende Maßnahmen sind somit meistens nicht erforderlich und das mache man sich zunutze. Man wird so die Gelenksfunktion besser erhalten. Sollte das Gelenk von Blut erfüllt sein, dann entleere man es durch Punktion oder Inzision, wenn elastische Einwickelung und Massage nicht in ein bis zwei Tagen zum Ziele führen. Ist man der Asepsis nicht ganz sicher, dann muß man sich allerdings mit den unblutigen Methoden begnügen. Man beginnt mit der Massage oberhalb der Kniescheibe und setzt sie zu beiden Seiten der Quadricepssehne fort. Das Bein wird auf ein Kissen gelagert, das man in die Kniekehle legt, und in wenig Stunden wird immer wieder die Beugung entweder gesteigert oder gemindert. Es soll nie länger als höchstens einen halben Tag in gleicher Lage bleiben. Am vollkommensten wird das verletzte Bein in der völligen Seitenlage gestützt, da kann man auch am leichtesten den Beugegrad ändern, es ist aber in dieser Lage dem Verletzten auch am leichtesten, sich einer bestimmten Lagerung zu entziehen. In welchem Maße die Gelenksflächen zerstört worden sind, kann man nur durch das Röntgenbild sicherstellen. Meistens ist das nicht in hohem Maße erfolgt; aber auch wenn dem so sein sollte, darf man nicht hoffen, daß operative Eingriffe große Erfolge erzielen werden. Allgemein gültige Regeln lassen sich für solche Fälle nicht aufstellen, doch sah ich wiederholt, daß ansehnliche Stufenbildung im Gelenke anstandslos vertragen wurde. Hat der Bruch zu Lockerung des Gelenkes geführt, weil der Ansatz eines Seitenbandes oder der Patellarsehne ausgerissen worden ist, dann muß man unter allen Umständen eine tadellose Heilung herbeizuführen bestrebt sein. Da stelle man die mobilisierende Behandlung zurück und fixiere das Bein in jener Lage, in der sich die Bruchstücke am besten der normalen Form anpassen. Wenn irgend möglich, wird man den Verletzten in eine

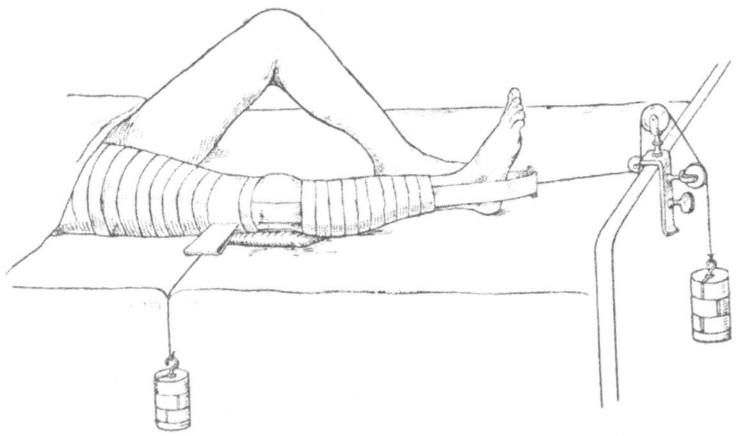

Abbildung 30. Korrektur der Valgusstellung beim Kniegelenksbruch. Die wie Borten liegenden Zugbänder werden mit zirkulären Heftpflasterzügen vor dem Abgleiten gesichert. Das Kniegelenk bleibt frei. Ein Querzug korrigiert die Valgusstellung. In die Kniekehle kommt ein dünnes Kissen, um Überstreckung zu verhüten.

Anstalt weisen, in der eine Röntgenkontrolle und allenfalls die Operation durchgeführt werden kann. Die Annagelung des Bruchstückes, ein sehr einfacher Eingriff, kann den Verletzten vor schwerem und dauerndem Schaden beschützen. Sonst aber muß man das Bein in jener Lage eingipsen, in der die Reposition am vollkommensten ist. Die Technik wurde bereits bei der Behandlung der Oberschenkelfraktur (Seite 58) geschildert. Mitunter ist es gerade die Streckstellung, in der die normale Form am besten wiederkehrt und da wird ein Extensionsverband das zweckmäßigste sein. Nie soll das Knie überstreckt sein, sondern besser ein ganz geringer Beugegrad eingehalten werden. Ein traumatisches Genuvalgum oder varum wird man, wenn es unmöglich ist, den Kranken in eine Anstalt zu bringen, zuerst mit einer Latte behandeln. Sie muß vom Trochanter bis zum Knöchel reichen und kommt immer in die Konkavität des Knickungswinkels (vergleiche Seite 85). Fürchtet man einen Dekubitus, dann muß man den Zug von Zeit zu Zeit aussetzen oder man legt einen Extensionsverband an und kombiniert ihn mit einem Seitenzug. Eine Bindenschlinge, genau über den Scheitel des Knickungswinkels gelegt, geht in eine Rebschnur aus und an diese hängt man zwei bis fünf Kilogramm. Die Schnur läuft über den Bettrand hinaus, das Gewicht hängt an der Längswand des Bettes herunter.

Die Stauchungsbrüche des oberen Tibiaendes geben im allgemeinen bei konservativer Behandlung ein gutes Ergebnis. Wurde aber vom Gelenksrande ein Stück heruntergebrochen (man kann das allerdings nur am Röntgenbilde zureichend genau diagnostizieren), dann wird wohl meistens die Operation indiziert sein. Der Abbruch der spina tibiae, des Ansatzes der Quadricepssehne, wird kaum jemals anders als durch Annagelung zu gutem Ende geführt werden können.

Brüche des Unterschenkelschaftes.

Da der Unterschenkel zwei Knochen hat und der Bruch selten beide Knochen in gleicher Höhe trifft, ist die abnorme Beweglichkeit meistens gering. Ist der Knochen in Form einer Schraubenlinie gebrochen und werden die Bruchstücke durch die umliegenden breiten Muskelansätze und das Zwischenknochenband fest zusammengehalten, so kann es Schwierigkeiten bereiten, den Knochenbruch überhaupt zu erkennen. Vollkommene Brüche mit ausgiebiger Verschiebung gestatten auch dem Verletzten, die Diagnose sofort zu stellen; sonst aber überzeugt man sich von der Fraktur am besten folgendermaßen: Man stellt sich zur Seite, und zwar so, daß man den Unterschenkel in Augenhöhe hat. Nun hebt man den Fuß des verletzten Beines von der Unterlage ab oder unterlegt die Ferse mit einem Polster, der Faust oder einem Buche. Es sinkt das Bein weil nicht unterstützt — an der Bruchstelle — ein. Ist die Rekurvation nicht deutlich genug, so hebt man die Ferse höher und wartet einige Minuten, bis die Muskelspannung schwindet.

Prüft man auf abnorme Beweglichkeit, so erzeugt man Varitas oder Valgitas an der Bruchstelle. Durch Klopfen oder Darüberstreichen eruiert man die Stelle der größten Empfindlichkeit. Hier setzt man einen Finger oder den Rand der Hand als Hypomochlion an und mit der anderen Hand faßt man den Fuß und drückt ihn langsam mit zunehmender Kraft nach der Seite, so daß die Bruchstelle einen Knickungswinkel im Sinne eines X oder O erkennen läßt.

Gelingt das alles nicht, so besteht kein Bruch beider Knochen mit totaler Verschiebung und damit vereinfacht sich die Behandlung. Da eine Dislokation nicht besteht und auch nicht hervorgerufen werden kann, ist eine Fixation nicht erforderlich, wenn auch wirklich eine Fraktur bestehen sollte. Sind die Schmerzen nach einigen Tagen immer noch heftig, so daß Stehen und Gehen unmöglich sind, vermag der Verletzte auf das Bein durchaus nicht aufzutreten, so wird man aus diesen Umständen die Überzeugung gewinnen, daß hier doch ein Bruch vorliegt. Man sucht, teils klopfend mit dem Finger oder dem Perkussionshammer, teils streichend, die schmerzhafte Stelle genau zu umschreiben. So gelingt es, an der Tibia eine Fissur in ihrem ganzen Verlaufe herauszubringen. Eine Fibularfraktur bei unversehrter Tibia vermag man derart nur im unteren Drittel nachzuweisen. Sie bedingt eine so geringe Gebrauchsstörung, daß harte Menschen sie übersehen; am empfindlichsten macht sie sich geltend, wenn der Verletzte die Kniebeuge versucht.

Besteht keine Verschiebung der Bruchstücke, so muß man erst versuchen, ob nicht etwa beim Auftreten eine Verbiegung auftritt. Kann man auch dann, wenn der Verletzte schon zwei bis drei Tage herumging, keine Verbiegung nachweisen, so gibt man nur eine elastische Einwicklung mit einer Idealbinde, wiederholt aber die Untersuchung in den folgenden Tagen, und zwar während des Auftretens, indem man von verschiedenen Seiten visiert. Sollte sich inzwischen doch eine Verbiegung eingestellt haben, so verfahre man, wie später angegeben werden wird.

Läßt sich eine abnorme Beweglichkeit nachweisen, so muß man umso vorsichtiger sein, je höheren Grades sie ist. Für die richtige Lagerung des gebrochenen Unterschenkels ist das Bett von ausschlaggebender Bedeutung. Gewöhnlich sind die Betten dermaßen durchgelegen, daß sie einem Troge gleichen. Bei dünner Wade wird das Bein selbst auf fester, gut gespannter, also wagrechter Unterlage an der Bruchstelle einsinken, eine Rekurvation annehmen. Dies kann natürlich entgehen, wenn man das Bein nicht von der Seite betrachtet. Das stößt aber auf Schwierigkeiten, wenn das Bett durchgelegen ist.

Der Petit'sche Stiefel oder die Resektionsschiene sind deshalb sehr bedenkliche Behelfe, weil sie häufig namhafte Knickungen e r z e u g e n. Das geschieht so, daß sich die Fußsohle des gebrochenen Beines an der Fußplatte des Stiefels oder der Schiene stemmt. Die Schiene gleitet natürlich nicht abwärts, denn sie fängt sich mit der unteren Kante in den Falten des Leintuches, der Verletzte gleitet aber um so sicherer abwärts, je höher er mit dem Oberkörper liegt. Durch den fußwärts gleitenden Körper wird nun das in der Schiene verankerte Bein an der Bruchstelle geknickt. Diesen Schwierigkeiten kann man nur durch fortgesetzte Aufmerksamkeit und Genauigkeit begegnen. Entweder stellt man das Bett schief, indem man das Fußende durch einen untergeschobenen Sessel erhöht, oder man legt in das Bett ein glattes Brett, das von unten bis zur Gesäßbacke reicht. Auf diesem kann die Schiene samt dem Bein leichter abwärts gleiten, wenn der Körper fußwärts rutscht. Das Wirksamste ist, das gebrochene Bein samt der Schiene mit zwei bis drei Tüchern wie in einer Hängematte zu suspendieren. Dazu bedarf man allerdings der Reifenbahre, doch kann man sie improvisieren, indem man einen Besenstiel oder ein Gasrohr über den Kopf- und Fußteil des Bettes legt und etwas seitlich von der Mittellinie des Bettes (entsprechend dem darunter liegenden Beine) mit Nägeln sichert.

Das gebrochene Bein sofort einzugipsen, ist gefährlich. Mitunter schwillt das Bein nach der Verletzung stark an, es bilden sich Blasen. Wattiert man aber, um der Schwellung Raum zu bieten, so fixiert der Verband unzulänglich, es stellen sich Verbiegungen im Verbande ein. Deshalb, aber auch weil, wie mir scheint, die Muskelatrophie und Gelenksversteifung durch den primären Gipsverband begünstigt wird, warte man mit dem fixierenden Verbande einige Tage. Stellt sich bis zum dritten Tage keine Schwellung oder Blasenbildung ein, so darf man über das Weitere beruhigt sein. Tritt aber eine Schwellung oder gar Blasenbildung auf, so kommt man gewöhnlich nicht vor Ablauf von zehn Tagen und mehr zum fixierenden Verbande.

Gewöhnlich beobachtet man, daß die abnorme Beweglichkeit in den ersten Tagen zunimmt. Die Schwellung und der Muskeltonus schwinden, die Bruchzacken und die Empfindlichkeit ebenfalls. Durch die unvermeidlichen Bewegungen (beim Absetzen des Stuhles) wird der Knochenbruch immer beweglicher. Bei jungen Leuten, die rasch Kallus bilden, tritt das weniger zu Tage als bei alten, kachektischen.

Für die vorläufige Lagerung — bis zur Anlegung des fixierenden Verbandes — kommt somit der Zugverband und die Schiene in Betracht. Der Zugverband mit Heftpflaster ist, wenn die Liegestätte nicht allzusehr durchgelegen ist und wenn nicht Blasen aufgeschossen sind, der empfehlenswerteste. Man benötigt dazu einen Strumpf, der aber bis ans Knie reichen muß, der nicht einmal ganz frei von Löchern sein muß, dann Mastisol oder besser Neutrosol, ferner 40 bis 50 Zentimeter lange Bindenzügel (fünf bis acht Zentimeter breite Gradel- oder feste

Leinenbinden), ein festes quadratisches Brettchen von fünf bis acht Zentimeter Seitenlänge (je nach der Breite der Knöcheldistanz), eine Rebschnur ein bis eineinhalb Meter lang und ein vier Kilo schweres Gewicht. Dazu verwendet man einen Sack mit Steinen. Nun streicht man das Bein mit Mastisol an, die Schichte muß dünn sein, die vordere Tibiakante läßt man frei und bestreicht vorwiegend die mediale und laterale Seite des Unterschenkels. Ist die Wade sehr dick, oder hat sie eine feine Haut, so verschont man sie auch mit dem Mastisol. (Das Neutro- oder Ultrasol ist weit besser als das Mastisol, weil es von der Haut besser vertragen wird. Es ist dies eine Kautschukmasse, die in Tuben von 20 bis 250 Gramm abgegeben wird, daher gut haltbar ist; ein bohnengroßes Stückchen wird mit dem trockenen Finger auf der Haut verrieben, dann der Strumpf darübergezogen oder die Leinwandborte angelegt, und darüber eine Binde gewickelt; die Haut ist darnach leicht zu reinigen. Man bekommt das Präparat bei Otto Ender in Wien, Neutorgasse 17.)

Das Bett wird durch Zeitungen, die man rundum legt, vor Beschmutzung geschützt. (Verwendet man Ultrasol, so ist das nicht erforderlich.) Der Strumpf ist schon gut aufgerollt über den Fuß gezogen worden und wird nun, sobald der Unterschenkel mit einer dünnen Lösung von Mastisol in Benzin bestrichen ist, rasch über diesen gezogen. Knapp unter dem Knie wickelt man eine Binde wie ein Strumpfband rundum. Nun läßt man die freien Enden des Bindenzügels an den Strumpf rechts und links in Wadenhöhe annähen. In die Schlinge legt man das Brettchen, zieht durch dieses die Rebschnur und belastet sie mit etwa vier Kilo. Mit vier Reißnägeln befestigt man das Brettchen in der richtigen Lage.

Der Zweck dieses Zugverbandes ist nicht die Distraktion der Bruchenden. Diese Aufgabe entsteht bei Unterschenkelbrüchen kaum je, denn eine erhebliche Dislocatio ad longitudinem kann nicht zustande kommen, weil der Unterschenkel zwei Knochen hat; auch erschweren die membrana interossea und die Breite der Tibia ein völliges Abgleiten der Bruchflächen. Verkürzungen kommen nach Unterschenkelbrüchen nur durch Verbiegung der Bruchstelle zustande. Die Valgitas ist in dieser Hinsicht weit bedenklicher als die Varitas, denn ein O-Bein ist viel tragfähiger als ein X-Bein. Deshalb möge die Valgitas besser überkorrigiert werden, die Varitas besser unvollkommen korrigiert bleiben. Der Zugverband hat nur die Aufgabe, das Bein durch Zug beständig gerade ausgerichtet zu erhalten. Man achte darauf, daß der Strumpf sich etwas in die Länge zieht, Heft-

pflasterstreifen mitunter gleiten. Dadurch schneidet eine Falte oder eine zirkuläre Tour am Fußrücken ein und erzeugt einen Dekubitus. Den Zug darf man nie ganz aussetzen; man darf ihn, wenn er quälend wird, nur durch Verminderung der Gewichte erleichtern. Schwierigkeiten bereitet das Überleiten der Rebschnur über das Fußende des Bettes. Ist dieses durchbrochen, so läßt man die Schnur über den Rand der Matratze laufen. Ist die Reibung groß, so gleicht man das durch Erhöhung des Gewichtes aus. Man kann aber auch von einem Besenstiele ein Stück abschneiden und dieses am Fußende befestigen, so daß die Schnur darüber wie über eine Welle läuft. Besteht das Fußende aus einer Holzwand, dann durchbohrt man sie gegenüber der Fußsohle des gebrochenen Beines, zieht die Rebschnur durch das Loch und seift die Schnur dort, wo sie durch das Loch läuft, gut ein, damit sie nicht durchgerieben werde. (Vergleiche Ab-

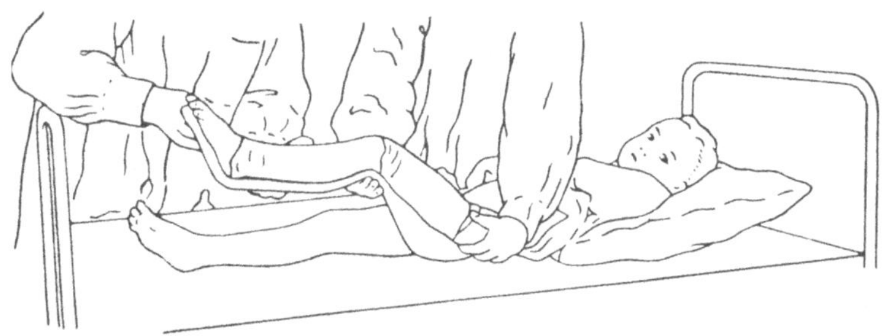

Abbildung 31. Anlegung einer Gipslongette. Die in Form eines Kataplasmas gelegte Gipsbinde wird auf die mit Vaselin eingeschmierte Haut oder über eine einfache Bindenlage angelegt und sofort mit einer Kalikotbinde an die Gliedmaße festgebunden. Dann wird das eingegipste Bein für 12 bis 24 Stunden mit 2 bis 3 mäßig breiten Bindenzügeln suspendiert.

bildung 27.) Ist das Bett durchgelegen, so wird man den Unterschenkel in einer Hängematte suspendieren. Mit zwei bis drei Halbkreisen, die man aus Faßreifen bildet und die man zwischen Matratze und Bettrand einschiebt, kann man eine R e i f e n b a h r e improvisieren. Einerseits hängt man daran die Tücher zur Suspension des Unterschenkels auf, andererseits verhütet die Reifenbahre, daß die Bettdecke auf das Bein drückt. Das Kniegelenk wird dabei ein wenig gebeugt und das ist, wenn die Bruchlinie dem Knie näher liegt, mitunter von Vorteil bei der Einrichtung der Dislokation.

Eine andere ganz zweckmäßige Lagerung ist die in der Gipshohlschiene. Man benötigt die Schwebevorrichtung für den Unterschenkel. (Eine Stange wie bei Wirbelfrakturen oder eine Reifenbahre.) Die Gipshohlschiene macht man mit Gipsbinden von
wenigstens sechs, besser von acht bis zehn Zentimeter Breite.
Diese Schiene muß von der Kniekehle bis zur Fußspitze reichen.
(Man muß das vorher abmessen.) Sie wird direkt auf die einge-
fettete Haut oder über einen Strumpf gelegt, den man vorher dem
Beine angezogen hat. Bestehen Blasen oder Wunden, denen man
ausweichen will, so legt man die Schiene in Schraubenlinie an.
Sie muß dann natürlich länger sein, als oben angegeben ist, sonst
aber führt man sie über Wade, Ferse und Sohle. Die Schiene
soll etwa einen halben Zentimeter dick sein. Man wird also von
der acht Zentimeter breiten Binde zirka acht bis zehn Meter
benötigen. Auf einem glatten Brette oder einer Tischplatte, die
man gut mit Vaselin eingeschmiert hat, führt man die Gipsbinde
hin und her, streift ununterbrochen die Luftblasen und das überschüssige Wasser aus und legt den Gipsstreifen sofort dem gebrochenen Beine an.

Dem Gehilfen zeigt man vorher, wie er das Bein
zu halten hat. Haften die Bruchenden fest zusammen, so
daß die Bruchstelle wenig oder gar nicht einsinkt, dann legt der
Gehilfe eine Hand in die Kniekehle und mit der anderen hält er
die Zehen; so kann er das Bein heben und halten. Im anderen
Falle nimmt man eine zehn Zentimeter breite Kalikotbinde, zieht
sie unter der Bruchstelle durch und knüpft sie zu einem 30 Zentimeter langen Bindenzügel. Der Gehilfe nimmt mit einer Hand
die Zehen, mit der anderen den Bindenzügel und hebt ganz
allmählich, so daß der Verletzte unter Beugung des Knies (dazu
muß man ihn eindringlich auffordern) folgen kann. Entweder
stützt der Verletzte selbst die Kniekehle und drückt sie ein wenig
durch oder es besorgt das eine andere Hilfskraft. Ist das früher
geübt worden, so wird das nun auf Kommando wiederholt, die
Gipslongette wird angelegt und sofort mit einer Gaze- oder
Kalikotbinde an das Bein festgebunden. Nun werden die drei vor-
bereiteten Tücher angelegt. Eine der drei Schlingen kommt genau
an die Bruchstelle, sie wird zuletzt geknüpft; eine kommt unterhalb des Knies zu liegen, eine über die Ferse. Mit diesen beiden
Schlingen hebt man das Bein etwa drei Zentimeter über die Bettunterlage, jedenfalls so hoch, daß das Bein von unten nicht gedrückt werden kann. Dann visiert man von der Seite, genau in
der Höhe des Unterschenkels (damit kein crus recurvatum oder
contractum entstehen könne) und knüpft das mittlere Tuch. Daß

sich die tragende Stange ein wenig durchbiegt und die dreieckigen Tücher etwas gedehnt werden, muß berücksichtigt werden. Nach 24 Stunden ist die Gipsschiene hart und hält das Bein fest umklammert, so daß man es aus der Hängematte nehmen und auch auf ein durchgelegenes Bett legen kann, ohne daß der Gipsverband eingedrückt wird. Tut man das aber mit dem noch feuchten Verbande, ohne Hängematte, so wird der Gipsverband an der Ferse platt gedrückt und führt zu einem sehr bösen Dekubitus. — Es wird sich nun empfehlen, den Unterschenkel samt Schiene, vom Knie bis zur Bruchstelle, mit Stärke- oder Gipsbinden in dünner Lage (eine Binde genügt gewöhnlich) einzuwickeln, damit sich die Schiene nicht etwa von der Wade abhebe. In diesem Verbande kann man den Verletzten bis zur Festigung der Bruchstelle lassen, doch ist es wegen der geringen Bruchsicherheit nötig, aufmerksam zu sein. Der Verband wird soweit ausgeschnitten, daß die Zehen frei bleiben, er wird deshalb an der lateralen Seite tiefer ausgeschnitten als an der medialen, denn die kleine Zehe muß bis zum Grundgelenke frei sein. Unter dem Knie muß der Verband soweit ausgeschnitten werden, daß dieses rechtwinkelig gebeugt werden kann.

In bezug auf die Haltung des oberen Sprunggelenkes beachte man folgendes: Die rechtwinkelige Haltung des Fußes zum Unterschenkel ist eine Zwanghaltung. Übt man diesen Zwang bei gebrochenem Unterschenkel aus, so gibt die Bruchstelle eher nach als die Wadenmuskulatur, die sich nicht gern spannen läßt, besonders dann nicht, wenn das Knie gestreckt ist. Man erzeugt durch gewaltsame Dorsalflexion des Fußes eine Rekurvation an der Bruchstelle und das um so mehr, je kürzer das untere Bruchstück ist und je beweglicher die Bruchenden sind. Aus diesen Gründen muß man in ungezwungener Haltung, also in leichter Spitzfußstellung eingipsen und durch Beugung im Knie die Wadenmuskel entspannen. Diese Stellung gibt der Patient am besten selbst, weil jede Dorsalflexion durch fremde Hand die Wadenmuskulatur zu besonders kräftiger Gegenwirkung veranlaßt. Man gibt also dem Verletzten einen Bindenzügel, den man um die große Zehe schlingt, in die Hand, erklärt die Bedeutung und läßt ihn den Fuß in Dorsalflexion bringen. Gleichzeitig bringt man das Knie in leichte Beugung und läßt es so vom Gehilfen unterstützen.

Liegt der Bruch im oberen Drittel der Tibia, dann wird man drei bis fünf Wochen lang auch das Knie fixieren. Eine dicke Wade gibt so viel Spielraum für die Bewegung des oberen Bruchstückes, daß man strenger sein und selbst bei

Fraktur in der oberen Hälfte das Knie fixieren muß. Welche Lage für das Knie die zweckmäßigste ist, lehrt die Beobachtung des einzelnen Falles. Sagt auch die Theorie, daß ein kurzes oberes Bruchende dem Zug der Kniebeuger mehr folgt als dem der Strecker und deshalb bei gebeugtem Knie fixiert werden solle, so gilt das durchaus nicht für alle Fälle. Ein gestrecktes Knie ist leichter einzugipsen, mit einer Streckankylose geht man besser als mit einer Beugekontraktur und deshalb soll man nicht un-

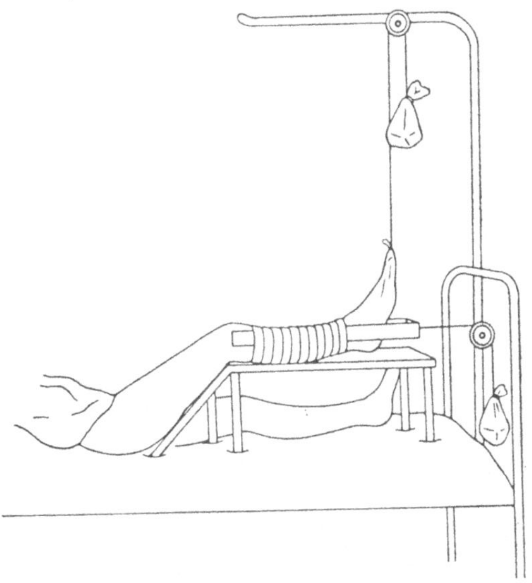

Abbildung 32. Mitunter stellen sich die Bruchstücke des Unterschenkels besser ein, wenn das Knie gebeugt ist. Die Abbildung zeigt den Heftpflasterzugverband bei gebeugtem Knie. Der Fuß steckt in einem Socken, der mit Mastisol angeklebt ist. Seine Spitze wird zur Verhütung der Spitzfußstellung senkrecht in die Höhe gezogen.

nötigerweise den Gipsverband bei gebeugtem Knie anlegen. Beobachtet man aber, daß infolge Einziehung des kurzen oberen Bruchendes bei ausgestreckter Lage des Beines im Bette eine Knickung der Bruchstelle im Sinne eines crus recurvatum entsteht, so muß man den Unterschenkel in der Hängematte so hoch suspendieren, bis dieser Fehler vermieden ist.

Zur Fixierung des Beines während des Transportes von der Unfallsstelle wird man sich eines Stockes bedienen, den man in die Hose oder Stiefelröhre steckt. Der Stock muß, wenn die Bruchstelle wackelt, jedenfalls über das Knie hinaufreichen. Man wird die Ruhigstellung dadurch begünstigen, daß man beide Beine zusammenbindet. Für eine längere Reise (auf der Bahn) wird man einen zirkulären Gipsverband, und zwar mit viel Watte anlegen, denn eine Gipshohlschiene bricht zu leicht und hat eine zureichende Festigkeit erst nach 24 Stunden. Der Gipsverband muß reichlich wattiert werden, weil man mit einer nachträglichen Schwellung rechnen muß. Er wird auch dick gemacht, weil er sofort einen erheblichen Grad von Festigkeit haben muß und doch nur der Fixierung, weniger der Korrektur dient. Der Petitsche Stiefel ist für längere Transporte zu unsicher. Die Resektionsschiene soll ebenso wie der Petitsche Stiefel auf den

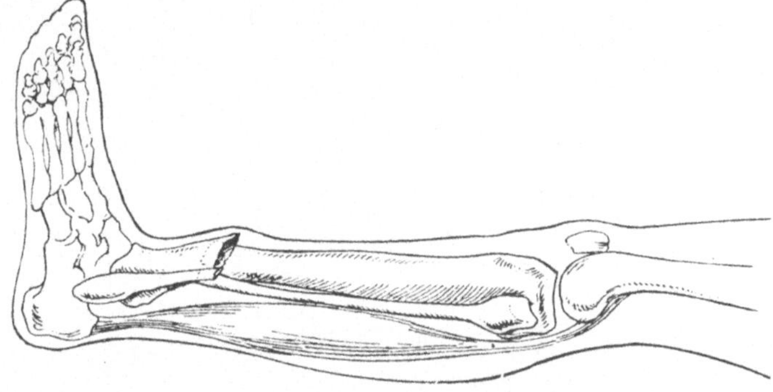

Abbildung 33. Die Wadenmuskulatur, durch Streckung im Knie und Dorsalflexion des Fußes gespannt, hindert die Distraktion der Bruchenden, wenn diese um den ganzen Knochenquerschnitt seitlich verschoben und übereinander gerückt sind. Eine so ausgiebige Dislokation ist selten.

Oberschenkel reichen, wenn die Bruchstelle wackelig ist, und soll oben noch besonders gut gesichert werden durch ein fest angelegtes Tuch oder eine blaue Binde. Um einen Dekubitus an der Ferse oder an der Achillessehne zu verhüten, der oft monatelang nicht heilt, wattiere man hinten richtig und ziehe die Bindentouren über den Fußrücken und Knöchelgegend nicht zu fest.

Supramalleolare und Knöchelbrüche.

Brüche im unteren Viertel des Unterschenkels erfolgen entweder durch Drehung des Körpers bei feststehendem Fuße (Torsionsbrüche) oder durch Umknicken (Ab- und Adduktionsbrüche). Die Tibia bricht regelmäßig im Bereiche des inneren Knöchels, und zwar so, daß entweder nur die Spitze abbricht — das häufigere — oder daß die Bruchlinie oberhalb des Ansatzes des Ligamentum tibiocalcaneum erfolgt. Die Fibula bricht regelmäßig an der dünnsten Stelle und diese ist oberhalb des Knöchels. Da diese Brüche sehr oft ohne jede Dislokation erfolgen, bereitet die Diagnose mitunter Schwierigkeiten. Aus den Schmerzen und der Funktionsstörung kann man ebensowenig wie aus der Art des Traumas sofort diagnostische Schlüsse ziehen. Nur wenn die Funktionsstörung durch eine Reihe von Tagen unverändert bleibt oder gar zunimmt, wird die Fraktur wahrscheinlicher. Mitunter kann man eine Bruchzacke am inneren Knöchel oder oberhalb des äußeren Knöchels nachweisen, doch ist das selten. Am aussichtsreichsten ist die Untersuchung auf lokalen Bruchschmerz. Wenn man mit der Fingerspitze oder mit dem Perkussionshammer Punkt für Punkt untersuchend fortschreitet, kann man meistens recht zuverlässig entscheiden, ob der Schmerz a u f d e m inneren Knöchel oder n e b e n i h m im Bereiche des Bandapparates sitzt. An der Fibula ist diese Entscheidung um so leichter zu treffen, als man den Bruchspalt nie im Bereiche des Knöchels, sondern stets oberhalb des Knöchels, im Bereiche der Verjüngung des Knochens suchen muß.

Der s u p r a m a l l e o l ä r e B r u c h kann je nach seiner Entstehungsweise Verschiebungen nach verschiedenen Richtungen bedingen. Weitaus am häufigsten sind die sogenannten Abduktionsbrüche. Die Spitze des inneren Knöchels ist abgebrochen, die Fibula oberhalb des Knöchels gebrochen und der Fuß (der Talus) im oberen Sprunggelenke ein wenig nach außen abgerückt. Man nennt das: L a t e r a l e L u x a t i o n s f r a k t u r. Die seitliche Verschiebung des Talus kann nur einen halben Zentimeter betragen und nur schwer zu erkennen sein; und doch erfordert das schon die größte Beachtung, weil sich der Fehler gewöhnlich im

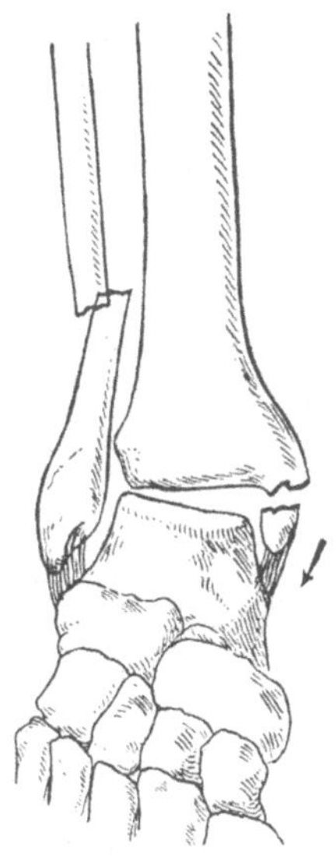

Abbildung 34. Luxationsfraktur mit Pronation des Fußes. Das Wadenbein bricht stets oberhalb des Knöchels, der innere Knöchel nahe seiner Spitze. Je weiter von der Spitze die mediale Fraktur liegt, desto eher bleibt knöcherne Vereinigung aus. Je unvollkommener die Knickung der Fibula korrigiert wird, desto sicherer folgt und steigert sich der traumatische Plattfuß.

weiteren Verlaufe der Behandlung steigert. Es ist also wichtig, diese Verschiebung des Talus in der Malleolengabel zu erkennen. Deshalb ist die Röntgenkontrolle solcher Brüche überaus wichtig. Ist eine solche Kontrolle durchaus nicht zu erreichen, so kann man nur aus der erhöhten Neigung des Fußes zur Pronation, insbesondere wenn man gegen die Fußsohle drückt, die seitliche Verschiebung vermuten. Die höheren Grade seitlicher Verschiebung fallen sofort auf und werden nicht selten vom Verletzten selbst wahrgenommen und auch gleich eingerichtet. So leicht diese Einrichtung gelingt, so schwer ist es oft, sie in vollem Ausmaße zu erhalten. Die Adduktionsbrüche sind überhaupt selten, noch viel seltener sind Adduktionsbrüche höheren Grades (das ist mit stärkerer Adduktion); und wenn sie unvollständig korrigiert ausheilen, hat das funktionell viel weniger zu bedeuten. Jedenfalls ist der supinierte, adduzierte Fuß tragfest, der pronierte, abduzierte aber nicht.

Übermäßige Beugung im oberen Sprunggelenke verursacht ebenso wie übermäßige Dorsalflexion B r ü c h e m i t S u b l u x a - t i o n. Die hintere Luxationsfraktur ist aber unvergleichlich häufiger als die vordere. Sie entsteht meistens so, daß der Fuß fest steht und der Körper nach hinten fällt. Kann der Fersenhaken nicht rechtzeitig nach vorn gleiten, so müßte eigentlich das obere Sprunggelenk auseinanderbrechen und vorn klaffen. Die Strecksehnen lassen das nicht zu und es bricht jedesmal die Spitze des inneren Knöchels und das Wadenbein oberhalb des äußeren Knöchels. Ist das geschehen, so gleitet die Tibia über die Talusrolle nach vorne. Die Subluxation kann recht gering sein und ist dann wohl nur am Röntgenbilde sicherzustellen. Bleibt sie unbehoben, so resultiert eine Einschränkung der Dorsalflexion des Fußes.

Denkt man an die Möglichkeit einer hinteren Luxation des Fußes, so wird man sie öfter finden. Das Auffallendste ist der vordere Rand der Tibia, der, weil der Talus zurücktritt, eine meistens gut tastbare, mitunter auch sichtbare Stufe bildet, wenn der Fuß in Spitzfußstellung sinkt. Bei stärkerer Verschiebung ist die seitliche Ansicht des Fußes sehr belehrend. Man sieht nicht nur die erwähnte Stufe, sondern auch, daß die Längsachse des Unterschenkels den Fuß so schneidet, daß der Fersenteil länger, der Fußanteil kürzer zu sein scheint. Es empfiehlt sich bei dieser Betrachtung, den Fuß dorsal zu flektieren, so daß er einigermaßen rechtwinkelig zum Unterschenkel steht. Dann merkt man, daß die Achillessehne in einem Bogen nach hinten zieht, der Vorfuß kürzer erscheint und die Ferse stärker vorspringt. Die Einrichtung bereitet selten Schwierigkeiten und gelingt mitunter unter leichtem Drucke an der Ferse aufwärts. Je leichter das gelingt, um so leichter fällt der Fuß in die fehlerhafte Lage zurück. Schwierige Reposition erleichtert man sich durch Beugung im Knie und Spitzfußstellung. Umfaßt man, vor dem Verletzten stehend, den Fuß mit beiden Händen, so daß beide Daumen vorn auf die Tibia drücken und die übrigen acht Finger die Ferse dirigieren, so schnappt der Fuß alsbald ein. Bis dahin geht alles schön, aber die Einrichtung zu erhalten, ist nicht immer so leicht und eine zuverlässige Kontrolle nur mit Röntgen möglich. Ein Gipsverband leistet keine absolute Gewähr, daß die Reluxation nicht doch wieder, wenn auch in vermindertem Maße, eintritt. Am besten erwies sich mir folgendes Verfahren: Der Unterschenkel wird mit einem Strumpfe, der bis zum Knie reicht, bekleidet, der Strumpf mit Mastisol befestigt (vergleiche Seite 71) und als Extensionsverband ausgestattet. Die Strumpfspitze wird mit einer Schnur versehen. Sie wird angebunden oder angenäht und gegen das Kopfende des Bettes geleitet. Man hängt zwei bis drei Kilogramm an und hält dadurch den Fuß in möglichst starker Dorsalflexion. Dann benötigt man einen Sandsack von einigen Kilogramm Gewicht. Man führt nun zunächst die Einrichtung der Luxationsfraktur aus (Beugung im Knie, Plantarflexion des Fußes, Schub des Fußes nach vorn, Dorsalflexion). Dazu benötigt man keine Narkose, es sei denn, daß die Wadenmuskulatur trotz ausgiebiger Entspannung nicht nachgibt. Übrigens kann man auch statt der Narkose eine Novokaininjektion in die Wadenmuskulatur oder das verrenkte Gelenk versuchen. Ist die Einrichtung gelungen — man erkennt es an der ausgiebigen Dorsalflexion und dem Verschwinden der tastbaren und sichtbaren Luxationszeichen — so setzt man sofort den Zug nach dem Kopfende des Bettes ein und legt auf das untere Ende des Unterschenkels den Sandsack. In renitenten Fällen wird man das Bein so lagern müssen, daß das Knie gebeugt bleibt. Man stellt dann einen Schemel in das Bett, polstert ihn und sichert das Bein vor dem Abgleiten, indem man an den Schemel rechts und links ein Brettchen nagelt, so daß das Bein gewissermaßen in einer Lade liegt. In den ersten drei bis vier Tagen muß man immer wieder nachsehen, ob nicht eine Reluxation eingetreten ist. Es sind mir schon einige Fälle begegnet, in denen die Reluxation erst aufhörte, nachdem ich die Spitze des inneren Knöchels angenagelt hatte. Kommt man mit dem Extensionsverbande zum Ziele, so legt man am achten Tage eine Gipslongette (vergleiche Seite 73) an, vervollständigt am folgenden Tage den Verband zu einem zirkulären Gipsverbande und entläßt den Verletzten. In sechs bis acht Wochen nimmt man den Verband ab und läßt den Verletzten mit einem Schnürschuh und einer Plattfußeinlage herumgehen. Es folgen dann die Bewegungsübungen (Seite 81).

Supramalleoläre Brüche ohne Verschiebung erfordern nur solche Maßnahmen, die das nachträgliche Auftreten einer Verschiebung verhüten. Die zu fürchtende Deformation ist die Valgusstellung des Fußes, die dann eintritt, wenn die supramalleoläre Fibulafraktur zu einer Verbiegung mit einem lateral offenen Winkel führt. Das zu verhüten, muß man alle Aufmerksamkeit und Sorgfalt aufwenden. Hat der Verletzte von Haus aus Neigung zum Plattfuße, setzt er die Füße mit stark auswärts rotierten Beinen auf, ist er schwer, kann er nicht in festen Schuhen gehen, dann steigern sich die Gefahren. Die Vorsicht wird gebieten, einen Gipsverband durch einige Wochen tragen zu lassen. Wie lange? Das sicher zu entscheiden, ist man nur an der Hand eines Röntgenbildes imstande. Besteht nicht die geringste Neigung zur Valgitas, ist der Fuß vielleicht sogar durch die Fraktur ein wenig in Varusstellung gebracht worden, ist nur die Fibula oder nur der innere Knöchel gebrochen, dann wird man den Gipsverband schon nach drei Wochen entfernen, sonst aber sechs bis acht Wochen liegen lassen.

Kann man die Entscheidung, ob eine Distorsion oder ein Knöchelbruch vorliegt, durchaus nicht treffen und besteht keine Möglichkeit, ein Röntgenbild zu erlangen, dann verfahre man so, wie wenn tatsächlich eine Fraktur vorläge. Man gibt eine elastische Einwickelung, läßt nicht auftreten, sondern weist den Verletzten an, zwei bis drei Wochen entweder Krücken zu benützen oder mit einem leichten Sessel zu gehen. Mit dem verletzten Beine kniet er auf die Sitzfläche des Stuhles und geht nun wie mit einer Kniestelze. Ein Bastler oder Tischler wird nach diesem Muster leicht etwas Bequemeres fertigen. Im Laufe von ein bis zwei Wochen hört die Empfindlichkeit auf, wenn eine Distorsion vorliegt und die Differentialdiagnose wird immer leichter. Vielleicht wird man indessen auch Gelegenheit zu einer Röntgenaufnahme gefunden haben. Im anderen Falle läßt man mit einer Plattfußeinlage und einem festen Schuh herumgehen, behält aber den Verletzten in Beobachtung und gibt ihm Anweisungen in bezug auf das Gehen.

Nach Abnahme des Gipsverbandes ist die Beweglichkeit des Fußes eingeschränkt. Die Dorsalflexion, auf die es am meisten ankommt, wird durch passive Bewegungen folgendermaßen geübt: Der Verletzte setzt sich auf einen Sessel, rückt mit dem Gesäße tief hinein, den Rücken an die Lehne gepreßt. Werden nun die

Füße gerade nach vorn gerichtet — die Fersen auf dem Boden — und die Zehen gegen ein schweres Möbelstück oder besser gegen die Zimmerwand gestemmt, so wird sich, wenn der Sessel näher und näher an die Wand gerückt wird, die Ferse langsam vom Boden abheben. Nun lehnt sich der Verletzte vor und drückt solange auf das Knie, bis die Ferse den Boden wieder berührt. Die Entfernung zwischen Wand und Sessel wird sich allmählich unter Zunahme der Dorsalflexion des Fußes verkürzen und daran kann der Fortschritt gemessen werden. Eine zweite Übung zu gleichem Zwecke ist folgende: Sitzt der Verletzte auf dem Sessel wie früher und zieht die Füße unter den Sessel ein, so hebt sich die Ferse des verletzten Fußes viel früher vom Boden ab, als auf der gesunden Seite. Wiederum wird so lange auf das Knie gedrückt, bis die Ferse den Boden berührt. Diese Übung läßt sich jederzeit machen, man kann sie auch in einem Kübel mit heißem Wasser machen und das mindert die Schmerzen und erweicht den Widerstand der Gewebe. Die erste Übung hat den Vorteil, daß man besser messen und sie längere Zeit ohne besondere Anstrengung fortsetzen kann. Bei allen diesen Übungen kommt es vor allem darauf an, daß die gewünschte Zwangslage möglichst lang (mindestens zehn Minuten) eingehalten werde. Der Verletzte soll aber den ganzen Tag an seinem Gelenke arbeiten, das heißt jede Gelegenheit zur Übung benützen. Setzt er den Fuß auf eine Stange oder auf ein Brett, wie sie an Sesseln und Tischen zur queren Versteifung unten meistens angebracht sind, so kann er sehr gut die Dorsalflexion während der beruflichen Tätigkeit üben.

Von Belang ist ferner ein r i c h t i g e r G a n g. Nicht nur, daß der Takt der Schrittfolge wieder normal werden muß und die Schritte gleich lang ausfallen müssen, es muß darauf geachtet werden, daß der verletzte Fuß gerade so wie der gesunde aufgesetzt werde. Wegen der gesperrten Dorsalflexion gehen solche Menschen gewöhnlich mit auswärts rotiertem Beine und so begünstigen sie die Entstehung eines Pes valgus. Die Gleichheit der Fußhaltung soll aber so lange mit Aufmerksamkeit geübt werden, bis sie von selbst eingehalten wird.

Auch die Haltung des Fußes im Augenblicke des Auftretens ist von Belang. Gewöhnlich wird der verletzte Fuß in Pronation aufgesetzt, also in Plattfußhaltung. Man weise den Verletzten an, sorgfältig darauf zu achten, daß der äußere Fußrand zum Tragen benützt werde. Er möge anfangs lieber ganz auf dem äußeren Fußrande auftreten, als den Kopf des ersten Metatarsus zu sehr belasten. Das gilt ganz besonders bei längerem Stehen.

Da die Gefahr des Nachgebens an den Bruchstellen und infolgedessen die Gefahr eines sekundären traumatischen Plattfusses lang besteht und ohne Röntgenbild selten festgestellt werden kann, wann sie geschwunden ist, ordiniere man nach Abnahme des Gipsverbandes eine Plattfußeinlage oder einen Plattfußschuh mit einer lateralen Schiene. Die Einlage ist selbst in einem festen Schnürschuhe keine zureichende Sicherung und auch dem Plattfußschuh mit Schiene traue man nicht zu viel. Richtig gebaut muß einer solcher Apparat aus einem festen, genügend hohen Schnürschuh bestehen; von der Außenseite des Absatzes steigt eine Stahlschiene auf, die in der Höhe des oberen Sprunggelenkes artikuliert und gerade ober den Knöcheln in der Höhe der Bruchlinie des Wadenbeines wird der Unterschenkel gegen die laterale Schiene hin mit einem Riemen möglichst fest angezogen; dieser Riemen steigt an der Innenseite vom Absatz in die Höhe, ist T-förmig zugeschnitten und umfaßt mit den beiden Schenkeln des T den Unterschenkel. Die Teilungsstelle kommt gerade über den inneren Knöchel zu liegen, die beiden Schenkel werden an Knöpfen der Stahlschiene befestigt. Der Riemen muß faltenlos liegen, gleichmäßig drücken und immer sehr fest angezogen sein. Gerade daran lassen es die meisten Menschen fehlen. Dr. Semeleder in Wien, hatte den guten Gedanken, den Schuh so zu fertigen, daß die Schiene mit dem Riemen nur im Augenblicke der Belastung wirke. Das ist das Erstrebenswerte, denn nur für diesen kurzen Augenblick, da das Bein belastet wird, benötigt man die Korrektur; und wenn das gelingt, kann man auch viel energischer korrigieren, ohne daß der Zug unerträglich wird. Semeleder verfährt so, daß er den Absatz des Schuhes ein wenig abschrägt. Er wird außen ein wenig niedriger und zwingt schon dadurch den Fuß in Supination. Die laterale Schiene macht er nur wenig über zehn Zentimeter lang, so daß sie nur gerade bis über den äußeren Knöchel reicht. Der Riemen bleibt unverändert und braucht nun weniger fest angezogen zu werden. Im Augenblicke des Auftretens schlägt die Schiene stark seitlich aus und zieht den Riemen sehr kräftig an. Es geschieht das aber so plötzlich und gewaltsam, daß das von vielen Menschen nicht ertragen wird. Semeleder stattete deshalb den Schuhabsatz mit einer Feder aus, so daß er mit der äußeren Kante langsamer niedergeht, doch ist dieser Mechanismus stark dem Verderben ausgesetzt. Das sind die Vorteile und Nachteile dieses sinnreichen Apparates, der sich deshalb noch nicht recht einbürgern konnte.

Von den Komplikationen der supramalleolären Brüche ist nur der offene Bruch des inneren Knöchels erwähnenswert. Es kommt zur Luxationsfraktur nach außen und dabei reißt die Haut über dem inneren Knöchel quer und das obere Bruchende tritt aus. Glücklicherweise verhütet in der Regel der

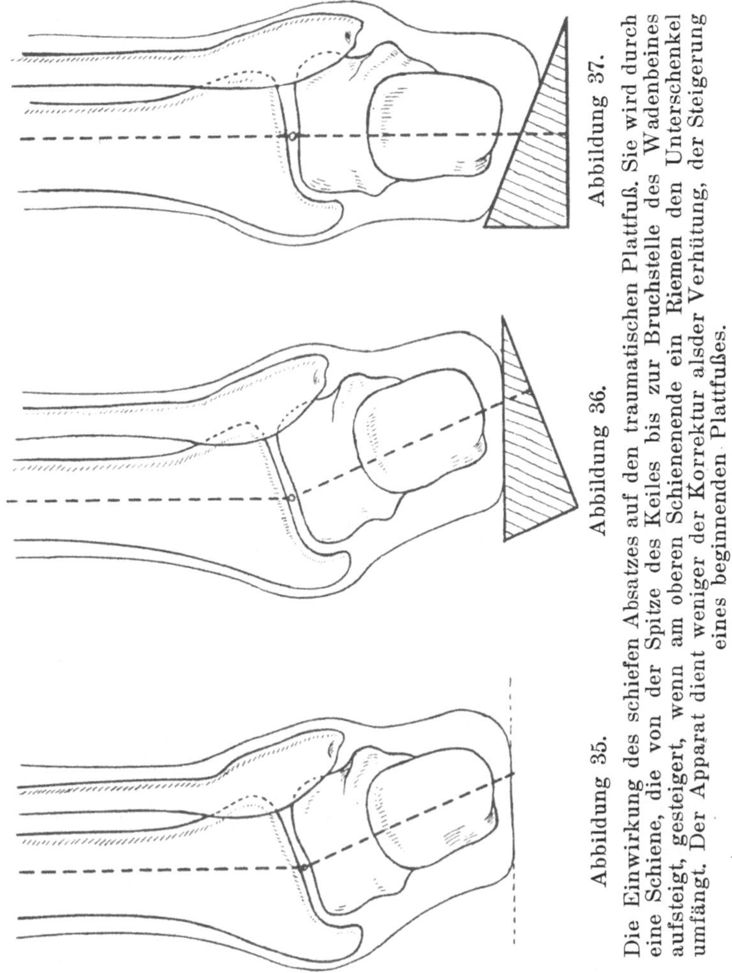

Abbildung 35.

Abbildung 36.

Abbildung 37.

Die Einwirkung des schiefen Absatzes auf den traumatischen Plattfuß. Sie wird durch eine Schiene, die von der Spitze des Keiles bis zur Bruchstelle des Wadenbeines aufsteigt, gesteigert, wenn am oberen Schienenende ein Riemen den Unterschenkel umfängt. Der Apparat dient weniger der Korrektur alsder Verhütung, der Steigerung eines beginnenden Plattfußes.

Schuh und der Strumpf eine gröbere Verunreinigung und deshalb kommt es gewöhnlich zu keiner schwereren Eiterung. Es wird meistens genügen, die Wunde von den Verunreinigungen der Leibwäsche zu reinigen, und alsbald wird man die Luxation reponieren. Mit einer lateralen Schiene und supramalleolarem

Zuge wird man gewöhnlich ohne allzugroße Gewaltanwendung die Einrichtung festhalten. Die Hautwunde wird nicht genäht. Ab und zu wird man Schwierigkeiten haben, den unteren Wundrand, der sich zwischen die Bruchflächen einklemmt, loszulösen. Mit spitzen Haken versucht man es zuerst, dann mit einer Hakenpinzette, zuletzt macht man mit dem Messer einen halben Zentimeter langen Schnitt senkrecht auf den unteren Wundrand und zieht mit der Pinzette jede Hälfte für sich heraus.

Recht schlimm ist die Sachlage, wenn die Wunde mit dem Boden in Berührung kam und nun Schmutz oder gar Erde in der Knochenwunde festhaften. Innerhalb der ersten 24 Stunden hat eine strenge Wundreinigung noch Aussicht auf Verhütung der Infektion. Die verunreinigten Wundpartien, darunter vor allem das obere Bruchende, werden mit dem Messer ausgeschnitten. Daß man so wenig als möglich vom Knochen wegnehmen wird, ist selbstverständlich, immer muß man aber die mit Schmutz imprägnierten Gewebe vollständig entfernen. Unter solchen Voraussetzungen wird man die Einrichtung der Verrenkung wagen. Wenn aber bereits 24 Stunden seit der Verletzung vergangen sind und die Verunreinigung bedenklichen Grades ist, dann allerdings wird man wohl die Reinigung vornehmen, zunächst aber mit der Einrenkung warten, ob eine Infektion eingetreten ist. In schweren Fällen wird man, da ein nicht eingerichteter Fuß mit lateraler Luxationsfraktur nie benützbar wird, auch die primäre Amputation ernstlich erwägen müssen. Jedenfalls gehören solche Fälle, wenn irgend möglich, ins Spital, und wenn das unmöglich ist, lehne der Arzt jede Verantwortung für einen guten Erfolg ab. Die Behandlung kann auch hier wie bei der offenen Unterschenkelfraktur nur mit der Schmerz-Klammer durchgeführt werden. Die Wunde, die anschließende Eiterung im Gelenke und die periartikuläre Phlegmone hindern jede andere Behandlung sofort oder in kürzester Zeit.

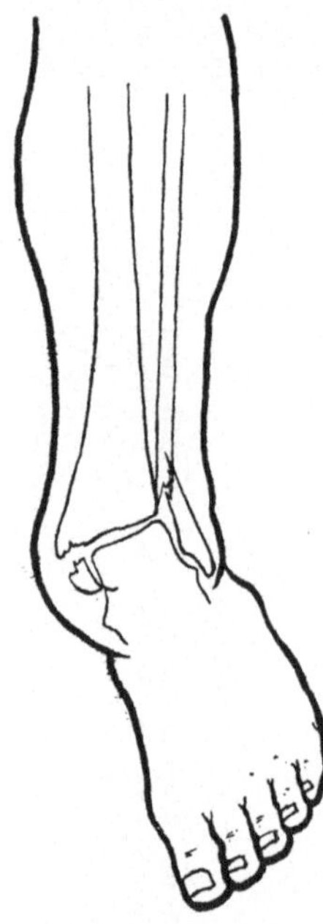

Abbildung 38. Luxationsfraktur mit lateraler Verschiebung (Abduktionsfraktur) und drohender Perforation der Haut. Immer ist es das obere Bruchende, das die Haut durchbohrt.

Bemerkungen über die sogenannten „renitenten" Knöchelbrüche.

Bei subkutanen Frakturen entstehen Schwierigkeiten zunächst durch Renitenz der Dislokation. Mitunter besteht Gefahr, daß eine Bruchzacke die Haut durchspießt, oder durch heftiges Andrängen zur Gangrän bringt. Dieser Gefahr muß man unbedingt vorbeugen. Sollte das aber nur möglich sein, indem man ein crus recurvatum erzeugt, so steht man vor der Alternative, entweder den Formfehler als dauernd in Kauf zu nehmen (er ist aber funktionell sehr störend) oder ein blutiges Verfahren einzuschlagen. Vom Extensionsverbande erwarte man nichts, denn selbst die Nagelextension führt nicht immer zum erwünschten Erfolge. Das Sicherste und meiner Ansicht nach Empfehlenswerteste ist in diesem Falle, die Bruchstelle bloßzulegen und mit einer Drahtschlinge in richtiger Stellung zu erhalten. In milden Fällen — wenn die Haut über der Bruchzacke noch verschieblich ist, — darf man sich der Erwartung hingeben, daß sich die anfangs herbeigeführte Rekurvation nach Ablauf von ein bis zwei Wochen, wenn der Callus noch weich ist, wird korrigieren lassen.

Es kommt vor, daß sich die winkelige Knickung (Varitas oder Valgitas), weil sich die Bruchzacken verzahnt haben, nicht vollständig beheben läßt. Wir haben bereits erwähnt, daß nur die Valgitas bis auf den letzten Rest korrigiert, allenfalls überkorrigiert werden muß. In Wirklichkeit gelingt das Überkorrigieren weit eher als das Korrigieren. Das geschieht entweder in der Narkose oder mit Hilfe einer festen Schiene (Latte) und einer kräftigen Binde. Die Schiene darf nicht federn und muß über die Ferse hinunter und bis zum Kniegelenke hinauf reichen. Sie kommt immer in die Konkavität des Knickungswinkels, also bei der Valgitas an die Außenseite. Dann sichert man sie durch gehörige Einwickelung an der Wade und dem Fuße vor dem Abgleiten, nötigenfalls unter Verwendung einer gestärkten Binde. Die Seitenfläche der Ferse (unter dem äußeren Knöchel) und das Fibulaköpfchen müssen mit einem nicht zu weichen, kleinen Polster (Korkstöpsel) gesichert werden. Die Schiene muß an der Bruchstelle 2 bis 3 cm abstehen. Ist sie in dieser Lage gesichert, dann wickelt man eine feste Kalikotbinde dermaßen um die Schiene und den nach innen vorspringenden Knickungswinkel, daß eine vollständige Korrektur oder eine geringe Überkorrektur erzielt wird. Naturgemäß übt die Schiene am oberen, wenn auch gepolsterten Ende (Fibulaköpfchen, Peroneus!) und ebenso am unteren (Gegend der Ferse, unter dem Knöchel) einen heftigen Druck aus, der nicht länger als höchstens 24 Stunden ohne Dekubitus ertragen wird. Man muß also gleich für einen Ersatz der Schiene sorgen. Das geschieht mit einer Gipsschiene, die man schraubenförmig um das Bein windet, so daß die Holzschiene nicht umwunden wird, sondern nach Erhärtung der Longette abgenommen werden kann. Man kann aber auch so verfahren, daß man sofort einen zirkulären Gipsverband anlegt und das geschieht natürlich nur, wenn man nachträgliche Schwellung nicht mehr zu fürchten hat, also einige Tage nach der Verletzung. Das Bein wird mit einem Trikotschlauch, einem Strumpf oder einer einfachen Bindeneinwickelung versehen, (ohne Watte), auch kann man sich damit begnügen, die Haut mit Vaselin einzuschmieren. Sinkt die Bruchstelle ein, so suspendiert man sie mit einem Bindenzügel, wie bereits oben beschrieben wurde, und gipst ihn mit ein. Ist der Gipsverband vollendet (man beeile sich, verwende aber kein Salz, damit der Gipsverband nicht zu schnell erhärtet), so legt man sofort die Latte an und legt auf die Gegend des Fibulaköpfchens und unter den lateralen Knöchel einen kleinen, dicken, festen Polster, nicht größer als ein halber Apfel (Korkstöpsel). Nun sichert man die Schiene oben und unten mit Bindentouren. Zuletzt kommen die Touren in der Höhe der Bruchstelle und diese werden kräftig angezogen. Man sorgt dafür, daß der Gips dann rasch erhärtet, indem man ihn fleißig trocken wischt, warme Tücher verwendet, Kochsalz einreibt oder Spiritus. Nach 12, spätestens nach 24 Stunden beseitigt man die Schiene und schneidet sofort die kleinen Stellen, wo der Gipsverband durch die zwei kleinen Pölster eingedrückt worden ist, sorgfältig aus. Die Veränderung der gedrückten Hautstelle schwindet in kurzer Zeit ganz oder es bleibt doch nur eine ganz oberflächliche Schädigung, die rasch heilt.

Endlich kann man auch folgendermaßen verfahren. Man legt einen Bindenzügel über die Knickungsstelle und gipst ihn ein. Der Bindenzügel muß aber, wenn der Gipsverband hart geworden ist, herausgezogen werden können, sonst erzeugt er Dekubitus. Er muß deshalb nicht nur aus festem Stoffe oder einer der Länge nach auf halbe Breite zusammengelegten Kalikotbinde bestehen (er soll nicht breiter als zwei bis drei Fingerbreiten sein), sondern auch in eine gut gleitende Umhüllung gelegt werden. Man verwendet dazu paraffiniertes Papier. Es muß mindestens 30 Zentimeter lang, 15 Zentimeter breit sein und wird dick mit Vaselin eingeschmiert; der Bindenzügel, 50 Zentimeter lang und 3 bis 5 Zentimeter breit, wird darauf gelegt und, nachdem er auch gehörig mit

Vaselin eingeschmiert worden ist, mit dem Papier eine Strecke lang vollständig eingeschlagen. Er gleitet nun in einer Papierbahn, die mit Vaselin recht schlüpfrig gemacht worden ist. Über den Knikkungswinkel des gebrochenen Knochens legt man nun den Bindenzügel und befestigt ihn mit seinen beiden Enden an einem schweren Möbelstücke. Der Gehilfe hält nun das Bein mit einer Hand an der Ferse, mit der anderen an den Zehenspitzen. Mit der ersten Hand muß er (bei Valgitas) das Bein gleichzeitig kräftig nach innen drücken, damit der Bindenzügel möglichst stark angespannt werde. Das muß nun so lang fortgesetzt werden, bis der Gips hart ist. Da diese Forderung in zureichendem Maße nicht gut zu erfüllen ist, kann dieses Verfahren nicht ebensoviel leisten, wie das erst beschriebene, kann aber mit diesem kombiniert werden.

Die Kontrolle, ob die Valgitas vollkommen behoben ist, gelingt ohne Röntgen nie vollständig; die Röntgenuntersuchung ist deshalb von Belang. Wenn man sie entbehren muß, kann eine geringe Knickung unentdeckt bleiben. Die hochgradige Knickung, die sofort zu entsprechender Behandlung herausfordert, wird man besser überkorrigieren. Das geht allderdings nur dann ohne Narkose, wenn man gleich nach dem Unfall behandeln kann. Bleibt trotzdem eine leichte Valgusstellung zurück, so darf man den Gipsverband nicht früher entfernen, ehe nicht der Callus völlig verkalkt ist, denn sonst steigert sich der Fehler rasch.

Der Unterschenkelbruch ist nicht selten d u r c h   e i n e W u n d e   k o m p l i z i e r t. Es ist natürlich nicht von gleicher Bedeutung, ob diese Wunde den Bruchspalt bloslegt, oder nur eine Hautwunde ist. Niemals aber darf die Entscheidung darüber durch eine Sondenuntersuchung erzwungen werden; doch kann man sie oft durch Beobachtung folgender Symptome treffen. Schwimmen im Blute Fettropfen, so rühren sie fast immer aus der Markhöhle. Bewegt sich der Flüssigkeitsspiegel in der Wunde bei Bewegung der Bruchstücke, so spricht das auch für die Verbindung zwischen Wunde und Bruchspalt.

Die Wundbehandlung wird je nach der Verunreinigung der Wunde eine verschiedene sein. Zumeist kommt die Wunde nur mit der Leibwäsche in Berührung; doch kann es vorkommen, daß das obere Bruchende — es ist immer das obere — die Haut durchtrennt und in den Erdboden dringt. Die Feststellung, ob dieser oder jener Fall vorliegt, ist besonders dann belangvoll, wenn vor Ankunft des Arztes die Einrichtung erfolgt sein sollte. Es entsteht dann die Frage, ob man die Bruchstelle behufs gründlicher Reinigung bloslegen solle. Es wird natürlich die Infektionsgefahr auch anders bewertet werden müssen, wenn die Wunde bis in den Bruchspalt reicht, wenn Fremdkörper in der Wunde sind, ganz besonders aber, wenn die Verunreinigung durch Erde erfolgte. Die Berührung mit der Leibwäsche allein führt gewöhnlich nicht zur Infektion und man wird unter solchen Umständen mit einem Wundverbande sein Auslangen finden, nachdem man in der Umgebung die Haare trocken rasiert oder mit der Schere kurz geschnitten hat; dabei muß man acht haben, die Wunde nicht durch die abgeschnittenen Haare zu verunreinigen. Die Wunde und Umgebung bestreicht man mit Jodtinktur und legt einen Heftpflaster- oder Bindenverband an, nachdem die Wunde mit steriler Gaze gedeckt worden ist.

Ist die Wunde aber verschmutzt und sind Fremdkörper darin zu vermuten, so muß man die Wunde mit eingesetzten Haken zum Klaffen bringen, unterminierte Stellen durch Einschnitte bloßlegen, die entferntesten Winkel öffnen, alle Fremdkörper mit der Pinzette herausnehmen, zerfetztes Gewebe ausschneiden, ebenso die Ränder der Hautwunde anfrischen. Konnte diese Arbeit rechtzeitig (längstens acht Stunden nach dem Unfall) und gründlich ausgeführt werden, dann ist es das Beste, die Wunde mit schütteren Nähten zu schließen. Auf die Tetanusschutzimpfung darf natürlich nicht vergessen werden.

Kommt es zur Eiterung der Weichteilverletzung, so hat man für strengste Ruhigstellung des Beines Sorge zu tragen, und das kann zumeist nur durch einen Zugverband erreicht werden, der direkt am Knochen angreift (Schmerzklammer an das Fersenbein). Es wird dem Ermessen und Können des Arztes unterliegen, ob er auf einen Transport in die Krankenanstalt bestehen wird, der wohl das empfehlenswerteste ist. Die Indikation zur Nagelextension ist unter den genannten Umständen wohl immer gegeben, doch darf deshalb die Reinigung der Wunde nicht um mehrere Stunden verzögert werden, denn schon sechs Stunden können genügen, die Infektion in unerreichbare Gebiete zu verschleppen.

Eine offene Fraktur auf der Schiene oder gar auf dem Petitschen Stiefel zu behandeln, möchten wir widerraten. Sie kann nur unter günstigen Umständen, wenn die Fraktur wenig Neigung zur Dislokation hat, wenn die Heilung rasch, das heißt unter Callusbildung und nicht per secundam erfolgt und wenn die Wohnung, die Reinlichkeit und die Pflege entsprechend sind, im Heime des Verletzten bis zu einem befriedigenden Ergebnis gebracht werden. Der Arzt gehe also mit sich und dem Kranken ernstlich zu Rate, denn die Komplikationen, die im weiteren Verlauf entstehen, sind nicht abzusehen und der

Transport in die Anstalt wird umso schwieriger und bedenklicher, je später er erfolgt. Da sich der Mißerfolg in einer dauernden Gehstörung, aber auch im Verluste des Beines auswirken kann, möge der Arzt die Übernahme der Verantwortung nicht leicht nehmen. Eine offene, besonders aber eine offene und verunreinigte Fraktur gehört im allgemeinen in Anstaltsbehandlung. Geht das aus diesem oder jenem Grunde nicht, dann weise der Arzt auf die Gefahren hin und mindere dadurch seine Verantwortung.

Wenn irgendmöglich, verwende man bei offenen infizierten Frakturen auch zur Heimbehandlung die Nagelextension oder die Schmerzsche Klammer. Besonders die Klammer ist leicht anzulegen. Man markiere mit dem Lapisstift die Punkte, an denen man die Klammer einzusetzen gedenkt. Es sind das zwei gegenüberliegende Stellen, etwa daumenbreit ober der Sohle und zwei Finger breit vor der Fersenspitze. Dann folgt der Jodanstrich und nun setzt man die Spitzen der Zange, während ein Gehilfe das Bein hält, ziemlich gleichzeitig ein. Wenn man die beiden Stellen mit je 10 Kubikzentimeter einer halbprozentigen Novokainlösung infiltriert, so reicht die Anästhesie aus. Alles weitere ist ganz wie bei der Heftpflasterextension. Die Anlegung der Schmerz-Klammer hat noch Erfolg, wenn sie auch erst 10 Tage nach der Verletzung ausgeführt wird; man hat also Zeit genug, sich sie zuschicken zu lassen.

Ist man nicht imstande, diese Behandlungsmethode einzuschlagen, so verfahre man folgendermaßen. Wegen der Wunde kann man gewöhnlich keinen Heftpflaster- oder Mastisolverband anlegen. Aber wenn auch dieses Hindernis sich nicht geltend macht, vermag man die Extension gewöhnlich nicht über Monate auszudehnen, solange dauert aber die Heilung der Fraktur per secundam intentionem. Es entsteht dann gewöhnlich unter dem Heftpflaster ein Dekubitus oder es verschmutzt der Eiter alles, oder es entstehen Ekzeme oder Furunkel. Man muß also nur am Fuße ziehen. Das kann man zur Not so durchführen, daß man einen Schnürschuh über dicke Socken anlegt und den Absatz quer durchbohrt, dann eine Rebschnur oder einen Draht durch dieses Bohrloch durchzieht. So kann man mit einem Zuge von zwei bis höchstens vier Kilogramm längere Zeit ohne Dekubitus durchkommen. Man kann den Schuh auch durch einen Gips- oder Stärkebindenverband ersetzen, in den man eine Schlinge aufnimmt, die wie bei der Heftpflasterextension seitlich (bortenähnlich) hinaufzieht. Lange wird aber der Fußrücken den Zug nicht ohne Dekubitus ertragen.

Die Behandlung auf der Resektionsschiene bedarf einer ununterbrochenen und aufmerksamen Kontrolle. Ist die Schiene nicht sehr gut unter dem Knie mit einer gestärkten Binde gesichert, so rutscht sie nach innen oder außen ab und erzeugt dann geradezu, indem sie sich um eine sagittale Achse dreht, die durch die Bruchstelle geht, im ersten Falle eine Valgitas, im zweiten eine Varitas. Sehr oft stemmt sich der Fuß gegen das Fußbrett. Gleitet nun der Verletzte, der zumeist erhöhte Rückenlage einnimmt, abwärts, so knickt die Bruchstelle ein, da die Resektionsschiene nicht vorwärtsgleiten kann, es sei denn, daß sie durch Suspension in einer Hängematte beweglich gemacht worden ist oder die Resektionsschiene auf ein glattes Brett gelegt worden ist. Der Dekubitus an der Achillessehne ist bei Verwendung der Resektionsschiene und bei längerer Krankheitsdauer recht schwer zu vermeiden, heilt monatelang nicht und setzt eine sehr störende Narbe.

Heilt die Fraktur unter Eiterung, so nimmt die abnorme Beweglichkeit zunächst zu, erreicht ihren Höhepunkt etwa nach zwei Monaten und erst nach fünf bis sechs Monaten beginnt die Konsolidation. Da es aber auch vorkommen kann, daß nur ein Teil der Bruchlinie per secundam heilt, andererseits es sich auch ereignen kann, daß im Bereiche der Bruchstelle Sequester auftreten, können diese Zeitangaben nur relative Giltigkeit haben. Man unterlasse deshalb anfangs alle Maßnahmen, die auf die Haut stärker einwirken, sonst wird man in der späteren Zeit, da es auf die Korrektur und Fixation am meisten ankommt, allenthalben durch Dekubitus gestört sein. Erschwert doch nichts so sehr eine erfolgreiche Frakturbehandlung als verzögerte Heilung. Das ist eben der große Vorteil der Schmerz-Klammer, daß sie monatelang an der Ferse ohne Schaden ertragen wird.

Eine seltene, aber bedeutsame Komplikation ist von den Gefäßen zu gewärtigen. Wir wollen nicht von der Verletzung einer Arterie sprechen, die gleichzeitig mit der Fraktur erfolgen kann und die eine offene Blutung zur Folge hat, sondern von der Kompression und der subkutanen Verletzung der Arterie. Ist der Fuß leichenblaß und kühl, der Puls an der Tibialis nicht zu fühlen, so versucht man durch Einrichtung und kräftigen Längszug die Entlastung des Gefäßes herbeizuführen. In der Regel erreicht man in solchen Fällen nur durch einen Zug am Knochen selbst (Schmerz-Klammer) einen dauernden Erfolg und der Arzt sollte, wenn er nicht innerhalb einer Stunde durch Einrichtung oder gewöhnlichen Zugverband einen Erfolg erzielt, auf der Überführung ins Spital bestehen, denn hier ist für Bein und

Leben Gefahr im Verzug. Steht dem Arzte eine Schmerz-Klammer zur Verfügung, dann verliere er keine Zeit mit anderen Versuchen. Kommt er aber auch mit ihr nicht zum Ziele und bleibt der Fuß blaß und kühl, dann muß spätestens innerhalb 24 Stunden die blutige Reposition, sonst aber die Amputation ausgeführt werden.

Die Behandlung der s u b k u t a n e n Z e r r e i s s u n g d e r A r t e r i e unter Bildung eines pulsierenden Hämatomes erfolgt nach den Regeln der Aneurysmenbehandlung.

Unter den N e r v e n v e r l e t z u n g e n ist die häufigste die Drucklähmung des Nervus peroneus. Sie kommt glücklicherweise selten vor, ist übrigens öfter Folge einer unzweckmäßigen Behandlung als der Verletzung selbst.

Häufiger als man glaubt, ist die verzögerte Heilung einer Unterschenkelfraktur; ab und zu kommt es zur P s e u d - a r t h r o s e. Die Ursache der verzögerten Festigung kann in der Konstitution des Kranken liegen (Alter, innersekretorische Störung), weiters kann eine Krankheit die Schuld sein (Tabes, Arteriosklerose, Syphilis), es kann aber auch die Art der Fraktur die Heilung verzögern und selbst Pseudarthrose bedingen. Wenn der Bruchspalt sehr weit klafft oder wenn kleine Bruchstücke zwischen den Bruchenden liegen, dann ist die Verzögerung der Festigung ohne weiteres verständlich. Die Pseudarthrose ist am Unterschenkel, da dieser zwei Knochen hat, nicht nur seltener, sondern auch weniger bedeutsam als am Oberschenkel.

Ist der Unterschenkelbruch mit einem eng sitzenden Gipsverbande versorgt, so ist jede weitere Verschiebung so gut wie sicher verhütet. Sehr dicke Waden gewähren noch einen kleinen Spielraum und deshalb muß der Verband unter solchen Umständen weiter ausgreifen, als bei schlanken, langen Beinen. Der Gipsverband wird immer erst in 1 bis 2 Tagen steinhart. Es ist somit nur nötig, den Verband die ersten 24 Stunden vor Verbiegung oder Eindrücken zu sichern; ist das gewährleistet, dann kann er weit dünner, als das gewöhnlich geschieht, gemacht werden. Der Verletzte soll schon am Tage der Verbandanlegung lernen, das Bein samt Verband frei in die Luft zu heben und Bewegungen damit auszuführen. Das bedarf zunächst einiger Energie, gelingt aber jedesmal.

Nun entsteht die Frage, wie soll der Verletzte gehen, m i t K r ü c k e n o d e r m i t S t ö c k e n? Ist der Bruch ein unvollständiger oder berühren sich die Bruchflächen in großem Umfange, so daß die Belastung sie nur noch fester aufeinanderdrücken kann, ist die Wade nicht allzu dick, so daß sich die Bruchstücke in dem

üppigen Muskelmantel nicht knicken können, so soll man um so
mehr darauf bestehen, daß der eingegipste Fuß belastet werde, je
schlanker und jünger der Verletzte ist. Nur wenig Menschen gelingt
es, gleich beim ersten Gehversuche mit dem Stocke allein auszukommen, es sei denn, daß bloß die Tibia oder gar nur die Fibula gebrochen ist. Bei vollständigen Brüchen wird man, wenn der Verband
gut sitzt und nicht wattiert ist, auch dann nichts zu fürchten haben,
falls der Verletzte auf die Gipssohle auftritt; aber meistens ist das
Gefühl der Tragfähigkeit noch nicht wiedergekehrt und deshalb
der Verletzte nicht dazu zu bringen, aufzutreten. Man kann in
solchen Fällen mit einiger Sicherheit aus dem allmählich wieder-
kehrenden Gefühl der Tragfähigkeit auf die zunehmende Kallus-
und Knochenbildung schließen. Im allgemeinen gelingt es in der
vierten bis fünften Woche, dem Verletzten die Krücken abzu-
gewöhnen, doch leisten die meisten Menschen erheblichen Widerstand.

Natürlich erleidet der spröde Gipsverband leicht Schaden,
besonders wenn er so dünn ist, wie empfohlen wurde. Die Sohle
wird bald zertrümmert, selbst wenn Filzschuhe darüber angezogen
werden. Mitunter bricht der Verband in der Höhe des oberen
Sprunggelenkes und artikuliert dort ein wenig. Weder das eine
noch das andere macht den Verband unbrauchbar, wenn nur die
Röhre hält und die hält gewöhnlich Monate lang, es sei denn, daß
sie feucht geworden ist.

Nun entsteht die belangvolle Frage, w a n n soll der G i p s -
v e r b a n d a b g e n o m m e n werden? Wenn der Verband locker
geworden ist, weil die Muskel geschwunden sind oder die Schwellung, die zur Zeit der Verbandanlegung noch bestand, geschwunden ist, dann ist es Zeit, ihn zu erneuern. Dabei achte man vor
allem auf folgendes. Der obere Rand des Gipsverbandes soll so
hoch hinauf reichen, daß er über die größte Dicke der Wade reicht.
In der Kniekehle kann immer noch tief genug ausgeschnitten
werden, um die Beugung zu gestatten, ohne daß der Verband ein-
schneidet. Wenn der Verband an den Seiten und vorne hoch genug
reicht, genügt das zur Sicherung. Tut er das nicht, dann kann
folgendes geschehen. Die Wade schwindet, so daß man mit einem
und selbst zwei Fingern in den Verband eindringen kann. Bliebe
nun das Bein in der erweiterten Röhre zentriert stehen, so würde
weiter kein Übel erwachsen; aber das geschieht eben nicht, sondern der Verband drängt nun entweder mit der medialen oder
lateralen Partie an und auf der anderen Seite entsteht ein um so
größerer Zwischenraum zwischen Gipsverband und Haut. Da aber
diese Verschiebung gewöhnlich nicht schwankt, sondern immer

nach einer und derselben Seite drängt, stellt sich das Bein im Verbande schief. Der Gipsverband wirkt wieder so wie die schwankende Schiene und erzeugt Varitas oder Valgitas an der Bruchstelle. Das wird natürlich um so eher geschehen, wenn die Fraktur näher der Mitte liegt, als wenn sie tief unten ist.

Die Dauer von der Verletzung bis zur Festigung der Bruchstelle läßt sich nur im allgemeinen angeben, erfährt aber sehr häufig eine beträchtliche Verzögerung. Für die Beurteilung der Festigkeit des gebrochenen Knochens ist, wenn eine Röntgenkontrolle fehlt, das Gefühl des Verletzten das zuverläßigste, wenn auch nicht gerade untrügliche Mittel. Im allgemeinen heilen bei jungen Leuten die Brüche weit eher zu den normalen Terminen und bei Kindern verkürzen sich diese gewöhnlich um einiges. Für den Unterschenkel schwankt die Heilungsdauer zwischen ein und drei Monaten; die kürzere Zeit gilt für Kinder, der längere Termin gilt für ältere Menschen und für schwerere Frakturformen. Es vergehen also gewöhnlich zwei Monate, bis der Gipsverband abgenommen werden kann. Zu dieser Zeit soll der Verletzte mit dem Gipsverbande imstande sein, mit einem Stocke oder ohne Stock im Zimmer herumzugehen, das Gefühl der Tragfestigkeit haben und auf dem verletzten Beine zu stehen vermögen, während das gesunde Bein gehoben wird. Nun begehe man aber nicht den Fehler, den Verband abzunehmen und den Verletzten geheilt nach Hause zu schicken. Die meisten schweren Verkrümmungen kommen auf diese Weise zustande. Ist der Gipsverband entfernt, so fühlt sich der Verletzte sofort wieder sehr unsicher und belastet das Bein nicht mehr und so kann es geschehen, daß man selbst bei aufmerksamer Prüfung irre geführt wird. Diese Prüfung besteht darin, daß man den Verletzten in militärische Haltung vor sich stellt und ihn nun das verletzte Bein immer mehr belasten läßt. Rechts und links von ihm steht ein Stuhl, doch darf er ihn nur mit einem Finger berühren, um das Gleichgewicht zu erhalten. Den gesunden Fuß muß er soweit heben, daß er nur noch mit der Zehenspitze den Boden berührt. Unter diesen Bedingungen besichtigt man das Bein von vorn, von hinten und von der Außenseite, prüft aufmerksam, ob es sich biegt, frägt den Verletzten, ob er es fest findet oder ob er das Gefühl hat, daß es nachgibt, knickt, federt. Aber selbst wenn diese Probe gut bestanden wird, soll man den Verletzten nach ein bis zwei Tagen derselben Probe — sie wird nun viel besser ausgeführt werden — unterziehen. Hat sich das Bein auch diesmal als fest erwiesen, dann kann man den Verletzten mit der Anleitung zu den Bewegungsübungen entlassen. In ein bis zwei Wochen soll er die Erfolge dieser Übungen vorweisen. In seltenen Fällen kommt es vor, daß sich die Bruchstelle, obwohl schon fest geworden, wieder lockert und das kann sich gerade durch forcierte Bewegungsübungen (in Apparaten oder unter den Händen allzu energischer Masseure) ereignen, ist aber immer ein Beweis dafür, daß der Kallus noch unzulänglich verkalkt ist. Da man diesen Zustand durch ein Röntgenbild sicher beurteilen kann, ist eine neuerliche Aufnahme von Wert.

Hat man den Verdacht, daß sich die gebrochene Gliedmaße nicht in tadelloser Haltung befindet, so wird man den Gipsverband in der dritten oder vierten Woche nach der Verletzung abnehmen, um eine Korrektur auszuführen. Man kann das sogar zur Methode erheben, wenn Knickungen nach zwei Richtungen bestehen (Rekurvation und Varitas). Beide Knickungen gleichzeitig und bis zum richtigen Maße zu beheben, ist oft recht schwierig und so behebt man zuerst die eine und wenn die Bruchstelle sich schon einigermaßen gefestigt hat, die andere. Man wird sich dann der bereits geschilderten Verfahren (Seite 85) bedienen müssen. In solcher Weise kann man selbst nach längerer Zeit noch Erfolg haben. Man verzweifle nicht gleich, wenn man auch zwei Monate nach der Verletzung noch einen Fehler erkennt und versuche die Korrekturen. Unter solchen Umständen muß man die Belastung des Beines soweit hinausschieben, bis die k n ö c h e r n e Festigung der Bruchstelle entweder durch ein Röntgenbild sichergestellt ist oder bei wiederholter Erprobung (in oben angeführter Weise) keinen Zweifel mehr zuläßt, denn unter der Belastung wird man sonst eine rasche Zunahme des Fehlers feststellen können.

Es wird allzuoft außer Acht gelassen, daß die durch das Körpergewicht erzeugte Belastung eines gut eingerichteten Knochenbruches zur Kompression des Knochenbruches führt, während die Körperlast bei bestehender Verbiegung der Bruchstelle nicht die Bruchstelle komprimiert, wohl aber die Verbiegung des Knochens steigert. So kommen die Überraschungen zustande, daß anfangs leidlich gut geheilte Knochenbrüche schließlich ein elendes Ergebnis aufweisen. Die absolute Festigkeit (Druckfestigkeit) erreicht natürlich der gebrochene Knochen weit eher als die Biegungsfestigkeit. Um nun eine Zunahme der Verbiegung zu verhüten, sind verschiedene Behelfe empfohlen worden; sie wurden weiter oben (Seite 82) geschildert. Man verlasse sich auf sie nicht zu sehr, sondern korrigiere so rasch als möglich, allenfalls in Narkose und gipse neuerdings ein.

Brüche des Fußes.

Brüche des Fersenbeines.

Die Fraktur des Fersenbeines sieht gewöhnlich recht harmlos aus, ist oft gar nicht oder nur sehr schwer zu erkennen und doch sind die Heilungsergebnisse sehr schlecht. Das ist nicht zum wenigsten deshalb so, weil die Verletzten viel zu früh auftreten. Die häufigste Bruchform ist die K o m p r e s s i o n s f r a k t u r, bedingt durch Sturz auf die Ferse. Das schwammige Gefüge des Knochens kann umfänglich zertrümmert werden und doch kann die Form des Knochens nur wenig verändert sein. Die Verbreiterung der Ferse und die Schmerzen, die entstehen, wenn man die Ferse von beiden Seiten zusammenpreßt, sind gewöhnlich die überzeugendsten Symptome. Die Untersuchung erfolgt so, daß der Verletzte auf dem Bauche liegt oder (bei alten Frakturen) auf einem Sessel steht und beide Füsse gleichzeitig und von hinten betrachtet werden können. Der Verlauf der Achillessehne läßt oft den traumatischen Pes valgus deutlich erkennen. Mitunter nimmt man auch wahr, daß die Entfernung von den Knöchelspitzen zum Fußboden kleiner geworden ist. Eine wirksame Behandlung für diese Kompressionsbrüche ist noch nicht gefunden worden. Die Festigung erfolgt in verschieden langer Zeit, doch dauert es meistens länger als drei Monate, bis das Fersenbein tragfähig geworden ist. Selten ist ein Verletzter länger als sechs Wochen vom Auftreten zurückzuhalten und in der Tat macht das Gehen zu dieser Zeit nur geringe Beschwerden und verleitet den Verletzten zur Auffassung, daß die Besorgnis des Arztes übertrieben sei. Aber die Erwartung auf baldige Besserung täuscht und wenn auch die Verschlimmerung oft spät oder auch gar nicht eintritt, so kommt es doch nicht zur Heilung. Plattfußeinlagen und anderes mehr nützt so gut wie nichts und so bleibt der Mensch ein Krüppel.

Die Behandlung setzt sich zum Ziele, durch einen Verband die Belastung der Ferse mindestens drei Monate, besser sechs Monate hintanzuhalten. Steife Verbände in Spitzfußstellung sind das einfachste und wirksamste Mittel.

Aussichtsvoller ist die Behandlung der sogenannten E n t e n s c h n a b e l f r a k t u r. Es ist das eine Fraktur, die das Fersenbein von hinten nach vorn durchsetzt und in ein oberes und ein unteres Bruchstück teilt. Sie dringt aber nicht durch, sondern es kommt nur zum Klaffen des Bruchspaltes, der aussieht, wie wenn eine Hacke in ihn eingedrungen wäre. Man sieht am Röntgenbilde diesen Spalt klaffen und das Fersenbein erinnert an einen halboffenen Entenschnabel. Ohne Röntgenbild wird die Diagnose nicht immer vorbehaltlos gestellt werden können. Eine bezeichnende Funktionsstörung kommt nur zustande, wenn der Ansatz der Achillessehne vollkommen abbricht, und das ist selten. Der Fuß wird dann in Dorsalflexion gehalten, und kann nicht entgegen der Schwerkraft plantar flektiert werden. Kam es aber nicht zum Abbruche, so wird man bei der Ansicht von der Seite eine Erhöhung der Ferse feststellen können, die Plantarflexion wird nur erschwert sein. Beim Versuche, die Dorsalflexion zu erzwingen, wird ein Schmerz an der Fersenspitze erzeugt werden. Das Klaffen der Bruchspalte ist auf unblutigem Wege nicht zu beheben, denn die Bruchstücke lassen sich nicht gut fassen, noch weniger zusammenpressen und so fest halten. Es ist also nur die Naht oder Nagelung im Stande, einen Erfolg zu erzielen, und dazu ist man umsomehr genötigt, je mehr die Wadenmuskel durch die Fraktur außer Tätigkeit gesetzt sind. Ist die Operation undurchführbar, so wird man die Wadenmuskel durch Beugen des Knies und Plantarflexion des Fußes möglichst entspannen und in dieser Haltung das Bein durch einen steifen Verband mindestens sechs Wochen lang festhalten.

Brüche der Fußwurzelknochen.

Der Bruch eines oder selbst mehrerer F u ß w u r z e l k n o c h e n ist mitunter nicht leicht festzustellen, dagegen meistens leicht zu behandeln. Für die Diagnose ist der umschriebene Druckschmerz, mitunter eine tastbare Bruchzacke, weiters der periphere Bruchschmerz oder der Stauchungsschmerz zu verwenden. Drückt man den verdächtigen Metatarsus in der Richtung seiner Längsachse zusammen, so verursacht man Schmerz an der Bruchstelle. Diesen Druck führt man so aus, daß man das Grundgelenk der betreffenden Zehe faßt und nun einen Stoß in der Längsachse des Fußes ausführt.

Bei starken Verschiebungen, bei denen eine Bruchzacke gegen die Haut andrängt, ist die blutige Einrichtung empfehlenswert. Gewöhnlich treten die Bruchstücke nur wenig auseinander und man behandelt nur mit einer Plattfußeinlage. Ein bis drei Wochen vermeidet der Verletzte aufzutreten, bewegt sich mit Krücken oder mit Hilfe eines leichten Sessels, auf dem er mit dem verletzten Beine kniet. Dann geht er in festen Schnürschuhen mit einer Plattfußeinlage.

Sachverzeichnis.

Verlag von Julius Springer in Wien I.

Konservative Frakturenbehandlung

Von

Privatdozent Dr. **Leopold Schönbauer**

Assistent der I. Chirurgischen Universitätsklinik in Wien

Mit etwa 138 Textabbildungen. Etwa 270 Seiten

Erscheint im Sommer 1928

Im allgemeinen Teil werden die Methoden der konservativen Frakturenbehandlung eingehend besprochen, im speziellen Teil wird ihre Anwendung bei den verschiedenen Knochenbrüchen gezeigt und versucht, durch Nachuntersuchungen, die das große Material der Klinik Eiselsberg erfassen, zu zeigen, zu welchen Enderfolgen die verschiedenen Methoden führen und welche Maßnahmen den Vorzug zu verdienen scheinen.

Medizinisches Seminar

Herausgegeben vom

Wissenschaftlichen Ausschuß des Wiener medizinischen

Doktorenkollegiums

508 Seiten. Ausgabe 1926. In Ganzleinen gebunden Reichsmark 13·50
Wenige Monate nach Erscheinen mußte, um der wachsenden Nachfrage
zu genügen, ein unveränderter Neudruck angefertigt werden.
Der praktische Arzt findet hier in gedrängter Form die wichtigsten
Fragen, die in der Praxis an ihn herantreten, knapp und übersichtlich
beantwortet und nach Materien geordnet. Ein sorgfältiges alphabetisches
Register ermöglicht ein rasches Nachschlagen.

Medizinisches Seminar — Neue Folge

eine notwendige Ergänzung

des obigen Bandes. In der neuen Folge wurden insbesondere jene
Themen aufgenommen, die im ersten Band (Ausgabe 1926) unberücksichtigt blieben.

445 Seiten. 1928. In Ganzleinen gebunden Reichsmark 13·50